Resistencia Antimicrobiana

Jose L. Garcia, MD

Wade H. Melvin. AAFP Diplomat

Naomi F Melvin, PhD

ALEXANDRIA LIBRARY
PUBLISHING HOUSE
MIAMI

Los antimicrobianos son, en muchos casos,
toda la parte visible de un problema profundo.

El autor

CONTENIDO

PREFACIO

Las enfermedades transmisibles constituyen hoy la principal causa de muerte entre los niños y los adultos jóvenes, principalmente en los países del tercer mundo. Ellos causan más de trece millones de muertes y más de la mitad de estas ocurre en países subdesarrollados.

Según la OMS, estas representan el 45% del total de muertes en los países pobres, y el 60% de las muertes en los niños de 0-4 años en el mundo. Las infecciones respiratorias agudas, el SIDA, las EDA, la TB, la Malaria y el Sarampión son las principales. El desamparo social, la pobreza determinan inquietudes en el mundo de hoy, y afectan uno de los principales derechos del hombre: El derecho a la salud.

Hoy los gérmenes muestran mayor resistencia y complicados mecanismos, así como el ser humano se enfrenta a una lucha por la disminución de esta resistencia ofrecida por los microorganismos y su arma más eficaz no está en sofisticados laboratorios ni en complejas reacciones químicas, está en su racionalidad para utilizar eficientemente las armas que posee en esta lucha: Los antimicrobianos.

La pediatría es una de las especialidades médicas donde el uso de los antimicrobianos constituye una de las prescripciones más frecuentes en la práctica clínica. Se conoce que los niños están más expuestos a las infecciones y sus consecuencias por la debilitada capacidad de defensa propia de estas edades, lo que origina una morbimortalidad en los menores de un año.

Reportes de la OMS señalan que por lo menos la mitad del uso de los antimicrobianos, ya sea en la comunidad como en los hospitales, resulta innecesario e inapropiado. Tenemos fe de que esta obra modesta sirva para dar a conocer, además de todo el valor científico que ella en sí misma encierra, el uso adecuado y racional de estas drogas y así contribuir a disminuir la resistencia bacteriana; así como lo más preocupante es que la misma crece cada día más. Es necesario salvar uno de los grandes logros de la medicina: El descubrimiento y posterior desarrollo de las drogas antimicrobianas. Esto pudiera significar salvar la propia existencia, dado que esta resistencia constituye la "Epidemia Silente del siglo XXI".

Estamos seguros que nuestros alumnos y facultativos de los diferentes niveles sabrán apreciar lo importante que es el control terapéutico y racional en las enfermedades infecciosas.

El autor

PRÓLOGO

En la actualidad es incalculable el número de medicamentos destinados a la lucha contra los gérmenes patógenos de los niños fundamentalmente bacterianos y la respuesta resistente cada vez mayor de diferentes bacterias, porque engendran reacciones de resistencia a las sustancias que intentan destruirlas por una u otra vía.

La lucha del germen contra el medio ambiente en que vive, el uso, abuso y por qué no, desuso de los antimicrobianos, ha creado en la terapéutica médica una ascendente complejidad en la conducta racional del médico que cada vez más se encuentra en la necesidad de incorporar a sus conocimientos, tácticas y estrategias complicadas para tratar enfermos con infecciones bacterianas.

El mundo médico se ha visto en la necesidad de crear la infectología como una especialidad médica para estudio particular de las enfermedades infecciosas y sus agentes causales.

El libro Antimicrobianos: Consideraciones para su uso en pediatría, merece ser leído y estudiado por los pediatras en general y los que tratan niños con infecciones en particular, por las orientaciones concretas y el conocimiento indispensable sobre los antimicrobianos que aporta, así como mantenerlo cercano a nuestras posibilidades de consulta cuando alguna duda sobre el tema aparezca en nuestros pensamientos. En la reimpresión de este libro se han añadido en la Sección I: Interrelación huésped – parásito en las infecciones bacterianas, además de Microorganismos multidroga resistentes y Manejo adecuado de antimicrobianos.

En esta nueva edición se actualizaron en el Capítulo 3: Resistencia Antimicrobiana. Mecanismo de resistencia. Bombas de reflujo. En el Capítulo 5: Laboratorio de Microbiología y enfermedades infecciosas.

Sometemos a su consideración la excelente publicación sobre un tema tan de actualidad en el mundo médico.

El autor

Capítulo 1

GENERALIDADES DE LA TERAPÉUTICA ANTIMICROBIANA

La constante lucha del hombre por alcanzar cada día mejores niveles de salud lo ha enfrentado, desde tiempos inmemoriales, a una gran cantidad de microorganismos, muchos de los cuales son potencialmente mortales.

La guerra sin cuartel contra estos gérmenes ha llegado hasta nuestros días, a pesar de contar en nuestro arsenal terapéutico con innumerables drogas capaces de destruir, o al menos reducir, poblaciones celulares patógenas hasta un tamaño tal que puedan ser controladas por los mecanismos inmunitarios del hospedero

El descubrimiento, desarrollo y aplicación clínica de los antimicrobianos es considerado como uno de los mayores avances en el campo de la terapéutica ya que permitió un cambio radical en la morbimortalidad de las enfermedades infecciosas. Sin embargo, la síntesis de esta gran cantidad de antimicrobianos, sobre todo en las últimas décadas, ha introducido un nuevo y preocupante problema: el significativo incremento de la resistencia antimicrobiana.

Los gérmenes se han vuelto resistentes a muchos de los agentes destinados a combatirlos como resultado de cambios cromosómicos, o mediante el intercambio de material genético. Pero el hombre no cesa en su empeño de salir victorioso en este nuevo frente de batalla.

El éxito del tratamiento en las enfermedades infecciosas es el resultado de un complejo proceso que depende de la interacción de numerosos factores relacionados entre sí:

1. **Por el microorganismo causal:**
   a) Tipo de microorganismo
   b) Sensibilidad a los antimicrobianos
   c) Resistencia microbiana
   d) Cinética del crecimiento

2. Por el antimicrobiano:
   a) Familia o grupo farmacológico
   b) Espectro antimicrobiano
   c) Farmacocinética
   d) Dosificación
   e) Duración del tratamiento
   f) Farmacodinamia
   g) Eficacia/seguridad/costo
   h) Asociaciones

3. Por el hospedero:
   a) Localización de la infección
   b) Condiciones del foco infectante
   c) Problemas terapéuticos especiales:
   - Fisiológicos (Edad, gestación, lactancia)
   - Patológicos (Traumatismos o procedimientos invasivos que alteran los sistemas defensivos naturales del organismo, inmunodepresión, insuficiencia renal, insuficiencia hepática, gravedad de la infección, etc.)

Una de las grandes estrategias de la industria farmacéutica moderna es la creación de fármacos que actúen bloqueando la resistencia creciente de los microorganismos frente a los antimicrobianos, ya sea mediante inhibidores de betalactamasas (IBL), mediante la creación de nuevas moléculas o la modificación de las ya existentes. En todos los casos el objetivo es impedir la actividad de estas enzimas responsables de la resistencia.

Las investigaciones centran hoy sus propósitos en la búsqueda del antibiótico ideal. El cual tendría que responder favorablemente a un grupo de características entre las que se encuentran:

1. Farmacodinámicas:
   - Poseer actividad bactericida frente a la mayor cantidad posible de agentes patógenos.
   - Ser estable frente a las betalactamasas.
   - No poseer efectos colaterales importantes sobre sistemas orgánicos; así como de presentarse estos efectos, sean mínimos.

2. Farmacéuticas:
   - Estar disponibles en formas líquidas.
   - Poseer un gusto agradable.
   - Que puedan ser administrados con los alimentos.

3. Farmacocinéticas:

- Poseer una vida media prolongada.
- Buena penetración en los fluidos corporales manteniendo concentraciones requeridas para inhibir la replicación bacteriana
- Que no sea metabolizado, ya que cuando esto ocurre puede participar en interacciones medicamentosas.
- Que sea eliminado a escala renal, a través del filtrado glomerular.
- Poseer escasa toxicidad.

4. **Económicas:**
   - Costo accesible para el paciente.

La búsqueda no ha concluido... los objetivos están trazados, los recursos están disponibles, la inteligencia humana trabaja a toda capacidad. Con todo ello se puede vislumbrar el futuro.

Una vez más la batalla por la vida está planteada y no cabe dudas que el hombre saldrá airoso, pero aún quedan obstáculos por vencer...El conocimiento humano debe transmitirse de generación en generación, los avances y logros que se alcanzan deben ser puestos a disposición de todos y no en manos de unos pocos, la inteligencia debe ser dedicada a controlar y no a crear nuevos y poderosos gérmenes en sofisticados laboratorios. Solo así venceremos en esta guerra, a muerte, por la vida. Por todo ello cobra vital importancia la actualización constante de nuestros médicos, los que deben estar familiarizados con todos estos aspectos.

QUIMIOTERAPIA ANTIMICROBIANA: SUS ORÍGENES

Uno de los conceptos que revolucionó el pensamiento científico y abrió las puertas al desarrollo actual de la quimioterapia antimicrobiana moderna fue la formulación por Paul Ehrlich de los principios de la toxicidad selectiva en la primera década del Siglo XX. El demostró que existían sustancias capaces de resultar nocivas para un parásito e inocuas para el hospedero y condujo experimentos con los arsenicales que, además de considerarse el primer triunfo importante de la quimioterapia, permitió el reconocimiento inicial de las relaciones específicas que se producen entre los parásitos y las drogas.

Sobre este principio fundamental de toxicidad selectiva se basa la terapia antimicrobiana para destruir una población celular patógena (bacterias, hongos, protozoarios, etc.) o reducirla a un tamaño tal que pueda ser controlada por los mecanismos inmunitarios del hospedero.

DEFINICIONES

Los antimicrobianos que son capaces con su acción de destruir estas poblaciones y por tanto provocar la lisis y muerte del germen son denominados **bactericidas;** los que inhiben el crecimiento bacteriano y por tanto reducen las poblaciones celulares patógenas son considerados **bacteriostáticos**.

Actualmente se plantea el inicio de la era de la quimioterapia antimicrobiana en 1935, con el surgimiento de las Sulfonamidas, y de la antibioticoterapia con el uso de la Penicilina, descubierta por Alexander Fleming desde 1929.

Inicialmente estas drogas fueron aisladas de filtrados de medios en los cuales los hongos productores habían crecido. Al pasar los años y como consecuencia del desarrollo de otras ciencias, se ha pasado a la modificación biosintética de moléculas. Es por ello que anteriormente a los medicamentos utilizados para combatir infecciones se les denominaba indistintamente como **antibióticos** cuando eran obtenidos a partir de microorganismos naturales y **quimioterápicos** cuando eran producidos a través de la síntesis química. No obstante y para evitar errores conceptuales se les denominó **antimicrobianos** a los medicamentos de origen natural, semisintéticos o sintéticos utilizados para poder suprimir el crecimiento de los microorganismos y eventualmente producir su muerte.

CLASIFICACIÓN DE LOS ANTIMICROBIANOS

Las drogas antimicrobianas están constituidas por clases muy diversas de compuestos y a menudo se clasifican en grupos o familias atendiendo a estas características. Por otro lado, también es usual encontrar clasificaciones que los dividen atendiendo a su espectro antibacteriano, según el efecto de su acción, según su mecanismo de acción sobre las bacterias, según su estructura química, etc. Por tal motivo es difícil determinar cuál de ellas es la ideal, pero lo cierto es que cada una aporta una información básica de importancia para su conocimiento y utilización.

Clasificación de los antimicrobianos por Grupos o Familias:

I.	Aminociclitoles	Espectinomicina
II.	Aminoglucósidos	Estreptomicina, Neomicina, Kanamicina, Gentamicina, Tobramicina, Amikacina, Dibekacina, Netilmicina.
III.	Betalactámicos	
	a) Penicilinas	
	• Bencilpenicilinas	Penicilina G (Cristalina, procaínica, benzatínica), Fenoximetilpenicilina
	• Aminopenicilinas	Ampicilina, Amoxicilina
	• Isoxazoxilpenicilinas	Oxacilina, Cloxacilina, Meticilina, Nafcilina
	• Carboxipenicilinas	Carbenicilina, Ticarcilina, Carfenicilina
	• Ureidopenicilinas	Azlocilina, Mezlocilina, Piperacilina, Alpacilina
	b) Cefalosporinas	
	• 1era generación	Cefalexina, Cefazolina, Cefalotina, Cefadroxil
	• 2da generación	Cefamandol, Cefonocid, Cefoxitín, Cefuroxime
	• 3era generación	Cefotetán, Cefotaxime, Ceftazidima, Ceftriaxone
	• 4ta generación	Cefepime, Cefpirome
	c) Carbapenémicos	Imipenem, Meropenem
	d) Monobactámicos	Aztreonam, Carumonam, Tigemonan
	e) Inhibidores de betalactamasas (IBL)	Acido clavulánico, Sulbactam, Tazobactam
IV.	Diaminopiridinas	Trimetropina, Metioprima, Pirimetamina
V.	Estreptograminas	Pristinamicina, Virginamicina, Quinopristina/Dalfopristina
VI.	Fenicoles	Cloranfenicol, Tianfenicol
VII.	Fosfomicinas	Fosfocina, Fosmidomicina
VIII.	Fusidanos	Acido fusídico
IX.	Glicopéptidos	Vancomicina, Teicloplanina, Ramoplanina
X.	Licosaminas	Lincomicina, Clindamicina
XI.	Imidazoles	Miconazol, Ketoconazol, Fluconazol
XII.	Macrólidos	Eritromicina, Oleandomicina, Josamicina, Roxitromicina, Azitromicina, Claritromicina
XIII.	Nitroimidazoles	Metronidazol, Tinidazol, Ornidazol, Secnidazol
XIV.	Nitrofuranos	Nitrofurantoína, Nitrofurazona, Furazolidona
XV.	Nucleótidos antivirales	Aciclovir, Vidarabina, Citarabina, Zidovudina
XVI.	Polienos	Nistatina, Anfotericín B
XVII.	Polipéptidos	Polimixina B, Colistina, Bacitracina
XVIII.	Quinolonas	
	• 1era generación	Acido nalidixico, Acido oxolínico, Cinoxacina, Acido pipemídico
	• 2da generación	Ciprofloxacina, Norfloxacina, Ofloxacina, Enoxacina
	• 3era generación	Temafloxacina, Difloxacina, Lomefloxacino
XIX.	Rifamicinas	Rifamicina, Rifampicina, Rifaxcimen
XX.	Sulfonas	Dapsone
XXI.	Sulfonamidas	Sulfacetamida, Mafenida, Sulfasalacina, Ftalil sulfatiazol, Sulfadiacina, Sulfisoxazol, Sulfimetoxazol, Sulfadoxine
XXII.	Tetraciclinas	Clortetraciclina, Tetraciclina, Doxiciclina, Minociclina

Clasificación de los antimicrobianos según su acción:

1. Bactericidas:
   - Betalactámicos
   - Aminoglucósidos
   - Glicopéptidos
   - Rifamicinas
   - Quinolonas
   - Cotrimoxazol
   - Fosfomicina
   - Nitrofuranos
2. Bacteriostáticos:
   - Fenicoles
   - Lincosamidas
   - Macrólidos
   - Tetraciclinas
   - Sulfamidas

Clasificación según el espectro de acción antibacteriano:

1. Principalmente contra gérmenes Gram positivos:
   - Bencilpenicilinas
   - Cefalosporinas de 1era generación
   - Glicopéptidos
   - Macrólidos
   - Lincosamidas
   - Rifamicinas
   - Bacitracina
   - Acido fusídico
2. Principalmente contra gérmenes Gram negativos:
   - Aminoglucósidos
   - Monobactámicos
   - Polimixinas
3. De amplio espectro:
   - Aminopenicilinas
   - Carboxipenicilinas
   - Ureidopenicilinas
   - Cefalosporinas de 2da, 3era y 4ta generación
   - Carbapenémicos
   - Fenicoles
   - Quinolonas
   - Cotrimoxazol
   - Tetraciclinas
4. Contra gérmenes anaerobios:
   - Penicilinas
   - Cefoxitina
   - Carbapenémicos
   - Metronidazol
   - Fenicoles
   - Macrólidos
   - Lincosamidas

MECANISMOS DE ACCIÓN DE LOS ANTIMICROBIANOS

Si nos atenemos a los principios enunciados por Ehrlich, un agente antimicrobiano ideal debe mostrar toxicidad selectiva. Realmente este término es relativo...lo frecuente es que se presente una droga que, en una concentración determinada sea tolerable para el hospedero pero que pueda dañar al agente infectante.

Este principio lo entendemos claramente al analizar los mecanismos de acción que utilizan los antimicrobianos para actuar sobre los agentes infecciosos. Las drogas antimicrobianas aprovechan las características diferenciales existentes entre las células de los agentes causales de la infección y las del hospedero.

Los sitios diana o receptores donde los antimicrobianos ejercen su acción pueden ser estructuras celulares o reacciones bioquímicas esenciales para el agente infeccioso, blancos que no existen en la célula del mamífero, o que si existen, los del microorganismo son más vulnerables.

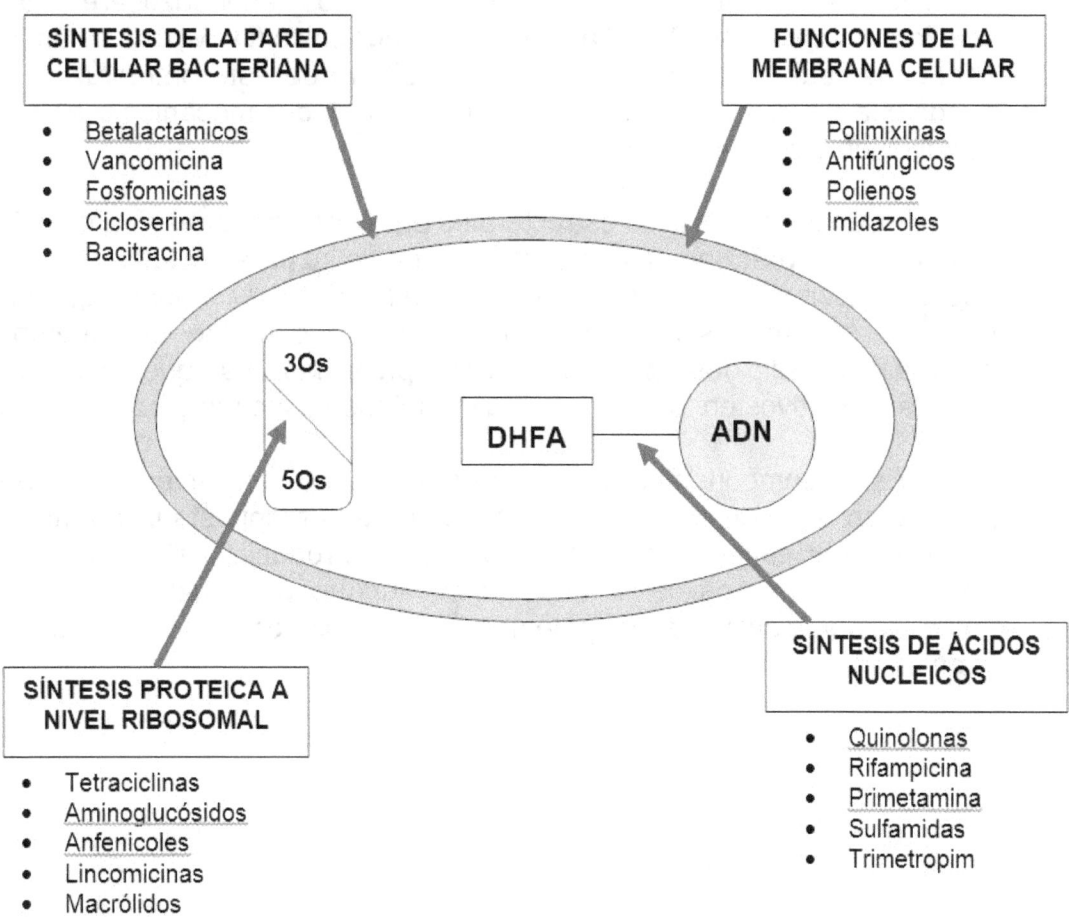

SÍNTESIS DE LA PARED CELULAR BACTERIANA

- Betalactámicos
- Vancomicina
- Fosfomicinas
- Cicloserina
- Bacitracina

FUNCIONES DE LA MEMBRANA CELULAR

- Polimixinas
- Antifúngicos
- Polienos
- Imidazoles

3Os / 5Os   DHFA — ADN

SÍNTESIS PROTEICA A NIVEL RIBOSOMAL

- Tetraciclinas
- Aminoglucósidos
- Anfenicoles
- Lincomicinas
- Macrólidos

SÍNTESIS DE ÁCIDOS NUCLEICOS

- Quinolonas
- Rifampicina
- Primetamina
- Sulfamidas
- Trimetropim

1. Antimicrobianos que inhiben la síntesis de la pared celular del germen:

Las bacterias, tanto Gram positivas como Gram negativas presentan una configuración anatómica bastante similar. Sus principales estructuras están cubiertas por la pared celular, muy necesaria para ellas ya que la concentración osmótica interna de la célula bacteriana es varias veces mayor que la existente en el líquido tisular de los mamíferos; por lo que si esta estructura no existiera, los microorganismos rápidamente estallarían y morirían.

Mientras vive una bacteria, su pared celular está siendo constantemente sintetizada en algunas zonas y en otras, simultáneamente, está siendo lisada por enzimas autolíticas (Acetilmuramiclasas) lo que le permite a la célula renovar su estructura y experimentar división. Si esta síntesis se detiene, se rompería el equilibrio existente, pudiendo mantenerse la lisis originando la producción de formas deficientes de pared (los protoplastos) que experimentan lisis en un medio no protegido osmóticamente.

La pared celular está compuesta de una capa de péptido Glicán que es un heteropolímero de estructura tridimensional con dos cadenas, consistentes en unidades alternantes de dos aminoazúcares: la N-acetilglucosamida (NAG) y el ácido N-acetilmurámico (NAM) que se unen por pequeñas cadenas peptídicas. Como resultado de este entrecruzamiento, queda una macromolécula que da estabilidad y rigidez mecánica a la bacteria permitiéndole soportar la presión osmótica.

Una de las diferencias estructurales entre los gérmenes Gram positivos y negativos es precisamente la configuración de su pared celular. La capa de péptido Glicán de las bacterias Gram negativas es más delgada que en los gérmenes Gram positivos, por encontrarse rodeada de una membrana externa de fosfolípidos, lipopolisacáridos y proteínas; cosa que no sucede en los Gram positivos en los que la capa de lípidos es más gruesa.

Estos componentes de la pared celular de las bacterias juegan un papel importante en el desencadenamiento de la respuesta inflamatoria, ya que ellos son capaces de desencadenarla y producir la liberación de los mediadores químicos de la inflamación, aunque ya el germen haya sido destruido por la acción de los potentes antimicrobianos con que contamos en la actualidad.

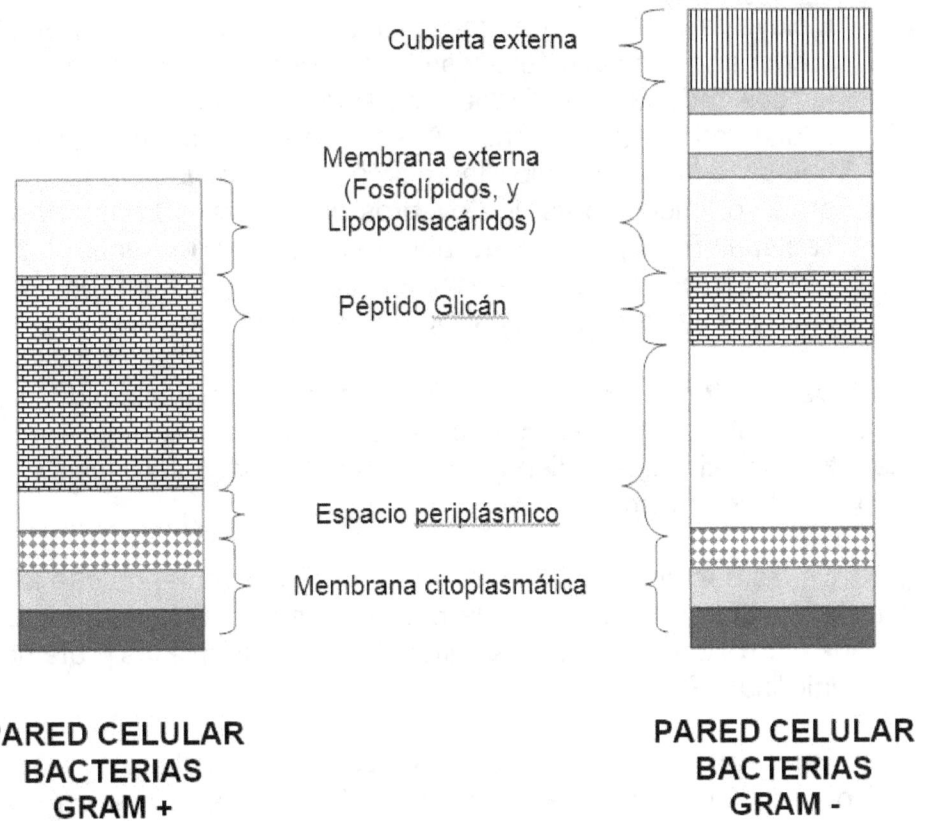

Cubierta externa

Membrana externa
(Fosfolípidos, y
Lipopolisacáridos)

Péptido Glicán

Espacio periplásmico

Membrana citoplasmática

**PARED CELULAR
BACTERIAS
GRAM +**

**PARED CELULAR
BACTERIAS
GRAM -**

La biosíntesis del péptido Glicán involucra 30 enzimas y se divide en tres etapas fundamentales:

- **Primera etapa:**
Ocurre en el citoplasma y tiene como producto al nucleótido PARK. En ella se unen las unidades primarias de pentapéptidos. Esta etapa es inhibida por la D- cicloserina que interrumpe la última reacción de la misma: la racemización de la L-alanina y condensación catalítica por la D-ala-D-ala sintetasa, en consecuencia la bacteria no posee los elementos formativos básicos para elaborar la pared.

- **Segunda etapa:**
Involucra la unión del nucleótido PARK con el uridin-difosfato-acetil-glucosamida para formar cordones lineales de material de la pared celular llamados péptidos glícanos los que deben atravesar la membrana celular y disponerse en la creciente pared. En esta etapa se separa la unidad completa de la membrana fosfolipídica citoplasmática. Esta reacción es inhibida por la Vancomicina.

- **Tercera etapa:**

  Incluye la reacción de transpeptidación que ocurre por fuera de la membrana citoplasmática y produce el entrecruzamiento completo entre las dos cadenas para formar una estructura de rigidez creciente, similar a una red de pescadores. A este nivel de la biosíntesis actúan los betalactámicos, al inhibir la enzima transpeptidasa, encargada de este proceso, iniciando así los eventos que llevan a la muerte y lisis de la bacteria. Este proceso es aprovechado por los antimicrobianos que actúan a este nivel para ejercer su acción la cual, por supuesto, es diferente ya sea Gram positivo o Gram negativo.

  De esta forma los antimicrobianos que actúan inhibiendo la síntesis de esta pared, llevarán a cabo su acción en dependencia si el germen es Gram negativo o positivo, atendiendo precisamente a las diferencias existentes en la pared de los mismos.

  En las bacterias Gram positivas, los antimicrobianos que logran evadir las betalactamasas, penetran la pared a través de los poros de la misma alcanzando el espacio periplasmático donde se unen a las proteínas fijadoras de penicilinas (PFP).

  Estas PFP son las encargadas de catalizar la síntesis de los precursores del péptido Glicán y su entrecruzamiento para la formación normal de la pared, por lo que al unirse a ellas el antimicrobiano le impide a las PFP realizar esta función y, por otro lado, se comienza a liberar enzimas autolíticas capaces de destruir al péptido Glicán.

Acción de los antimicrobianos sobre la pared de los Gram +

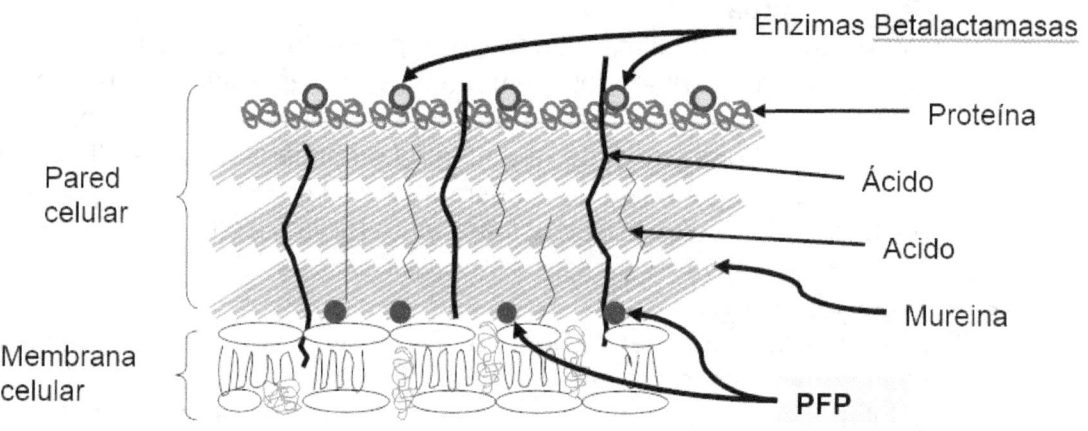

PFP es proteína fijadora de Penicilina

Por estas dos vías, se sintetiza entonces variantes de pared anormales que no poseen la capacidad de soportar la presión osmótica lo que trae como consecuencia que la bacteria estalle y muera.

Sin embargo, en los gérmenes Gram negativos, esta función no se puede cumplir tan fácilmente, debido a las características de la pared celular en ellos.

En los Gram negativos, la capa externa de lipopolisacáridos y fosfolípidos constituye una barrera de protección muy eficiente a la acción de los antimicrobianos. Cuando estas drogas atraviesan los poros de esta estructura son atacadas por las betalactamasas, estratégicamente ubicadas en el espacio periplasmático y no pueden llegar a unirse a las PFP para así cumplir su acción de inhibir la síntesis del péptido Glicán y, por tanto, la bacteria logra sobrevivir.

Acción de los antimicrobianos sobre la pared de los Gram –

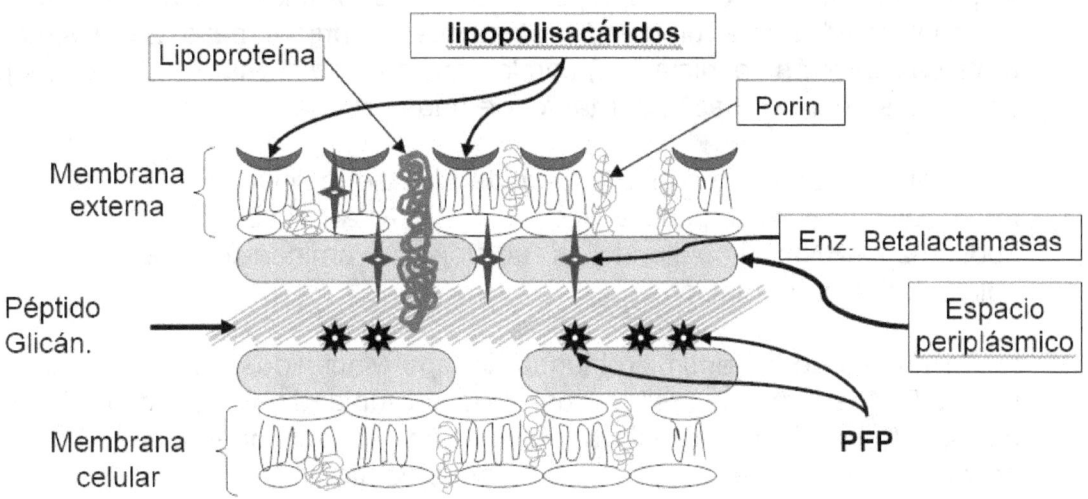

2. Antimicrobianos que inhiben la síntesis proteica a nivel ribosomal:

Los ribosomas son unos gránulos ricos en RNA que se hayan en el retículo endoplamático e intervienen en la síntesis de proteínas. Las bacterias tienen ribosomas 70s, mientras que las células de los mamíferos tienen ribosomas 80s.

La síntesis de proteínas en una célula viva es un complejo proceso que depende del tipo de DNA del núcleo para establecer la secuencia de aminoácidos a secretar y así poder sintetizar proteínas. La dirección de la secreción por el DNA incluye la transcripción o descodificación del código de DNA en una molécula desechable de ARNm que luego se desplaza al citoplasma donde su formación se traduce en la producción de proteínas por los ribosomas. Las bacterias poseen polisomas, que son ribosomas capaces de leer el mensaje de ARNm que se encuentra ensartado a lo largo de la tira de ARNm.

De esta forma simplificada, se puede observar la importancia de estas estructuras para el mantenimiento de la vida de la célula, en este caso, la célula bacteriana.

Los ribosomas de las bacterias son lo suficientemente diferentes en cuanto a las sub-unidades que los integran, su composición química y sus especificidades funcionales, lo cual permite explicar el por qué los antimicrobianos que inhiben a las bacterias no hacen el mayor efecto en las células animales.

Los antimicrobianos que actúan a este nivel se unen a las diferentes sub-unidades que forman el ribosoma y de esta forma pueden interferir este vital proceso celular, garantizando así su acción bactericida o bacteriostática según sea el caso. Por ejemplo, se unen a la sub-unidad ribosomal 30s: los Aminoglucósidos interrumpiendo, al menos, el primer paso de la síntesis proteica (reacción de iniciación) con la consiguiente formación de complejos anormales: monosomas y, por tanto, de una proteína no funcional.

También se unen a esta sub-unidad las Tetraciclinas; que lo hacen de forma reversible, inhibiendo el acceso del ARNt al sitio aceptor del complejo ribosomal ARNm, impidiendo la adición de aminoácidos a la cadena polipeptídica en formación.

En caso de los antimicrobianos del tipo Macrólidos, se unen a la sub-unidad 50s de forma reversible, cuando la sub-unidad está libre de moléculas de ARNt, suprimiendo así la producción de homopéptidos altamente polimerizados sin afectarse la de pequeños péptido.

El cloranfenicol también actúa sobre esta sub-unidad al unirse de forma reversible a esta porción para inhibir la síntesis de proteínas bacterianas, bloqueando la formación de enlaces peptídicos al inhibir la enzima dipeptidil - transferasa y de igual forma impedir la unión de la aminoacil – ARNt al ribosoma. Igual acción realizan las Lincomicinas sobre la subunidad 50s.

Es necesario destacar; por último, que todas estas drogas para poder ejercer su acción tienen obligatoriamente que atravesar la membrana de varias formas: transportadas mediante complejos procesos dependientes de energía, de la fosforilación oxidativa y la respiración celular; por difusión pasiva; a través de los poros hidrofílicos de la membrana; por difusión facilitada, etc.

3. Antimicrobianos que inhiben la permeabilidad de la membrana celular

El citoplasma de todas las células vivas está rodeado por la membrana citoplasmática, la cual sirve como una barrera de permeabilidad selectiva, realiza funciones de transporte activo, y por tanto controla la composición interna de la célula.

Esta membrana presenta una estructura trilaminar básica compuesta químicamente de fosfolípidos, proteínas y una pequeña cantidad de carbohidratos lo que le da un espesor de 75–180 nm. Si la integridad funcional de la membrana citoplasmática es interrumpida, escapan las proteínas y los nucleótidos purínicos y pirimídinicos, lo que trae como consecuencia daño y muerte celular.

Estas características son las que aprovechan drogas como el Anfotericín B, la Colistina, las Polimixinas o la Nistatina para ejercer su acción antimicrobiana selectiva, al comportarse como detergentes catiónicos y atacar los sitios de conjugación de la misma.

Acción de los antimicrobianos sobre la membrana citoplasmática

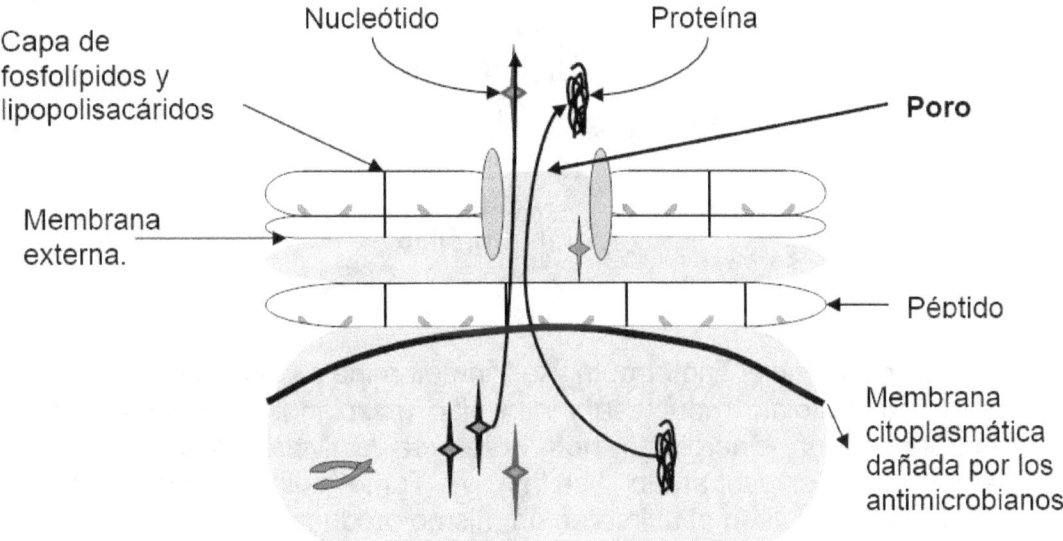

4. Antimicrobianos que afectan la Síntesis de Ácidos Nucleicos

Para muchos microorganismos el ácido para-amino-benzoico (PABA) constituye un metabolito esencial. Es usado como un precursor de ácido fólico, el que sirve como una importante etapa en la síntesis de los ácidos nucleicos.

El modo específico de acción del PABA implica un ATP, condensación de una proteína dependiente de energía con el PABA para producir ácido dihidropteroico; el cual posteriormente es transformado a ácido fólico.

Antimicrobianos como las sulfonamidas aprovechan su analogía estructural con el PABA para penetrar en la reacción, compitiendo por el centro activo de la enzima. Como resultado, se forman análogos no funcionales del ácido fólico lo que previene el desarrollo ulterior de la célula bacteriana.

Acción como antimetabolitos sobre los gérmenes

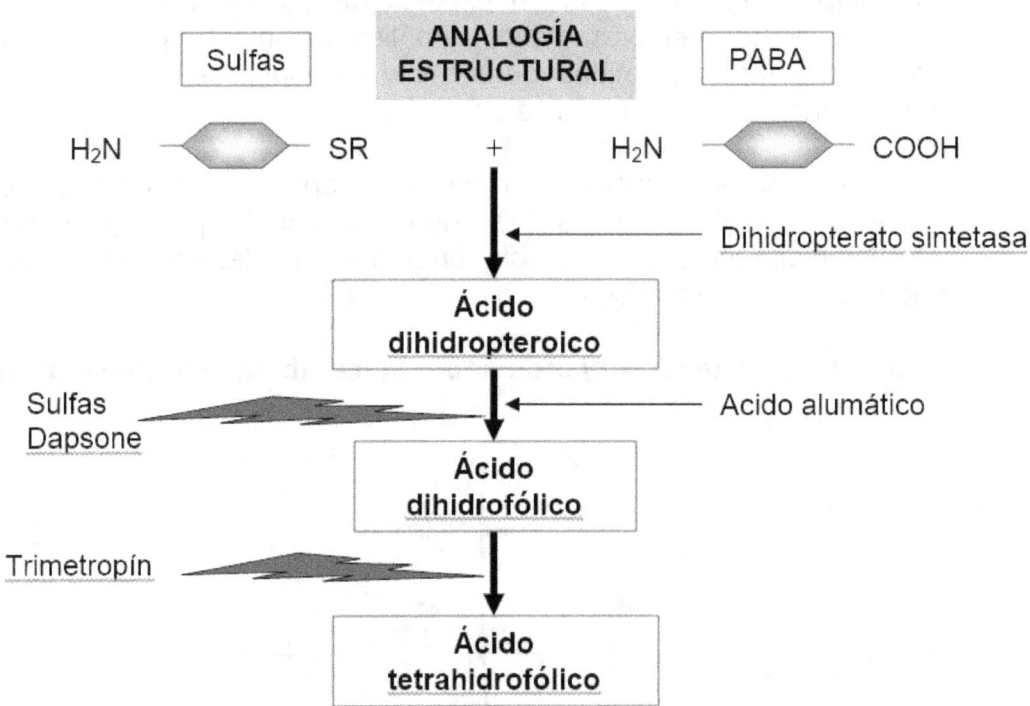

Otros como el Trimetropín y la Pirimetamina son inhibidores en potencia de la dihidrofolato reductasa y han sido mezclados con las sulfonamidas lográndose un sinergismo notorio en su actividad antimicrobiana. Así entonces, por separado, sulfas y Trimetropín poseen un efecto bacteriostático; pero al unirse en un mismo producto (Cotrimoxazol) se logra un sinergismo con marcado efecto bactericida.

También en esta categoría se incluyen aquellas drogas que tienen un mecanismo de acción directamente vinculado a la inhibición de la polimerasa de ARN dependiente del ADN, enzima vital para que la célula pueda elaborar ARNm valiéndose del ADN como plantilla. La Rifampicina, las Quinolonas y la Nitrofurantoína poseen una acción que se incluye en la inhibición del DNA-girasa.

BIBLIOGRAFÍA

- Jacqz-Aigrain E, Choonara I. Editors. Paediatric Clinical Pharmacology. Ed. Taylor & Francis. 2006.
- Morejón G.M. Panorama infeccioso actual. RESUMED 9 (3): 139-144, 1996.
- Murray P.R. Medical microbiology. 4ta ed. Ed. Mosby. Vol. 4: 195-395, 2002.
- Goodman and Bilman. Las bases farmacológicas de la terapéutica. Vol II 9 ed (2): 1996.
- Monthly. Over us antibiotic. Prescribing referentes. Ed. Sales-Sataff. 188-208, 2005.
- Rudolph H. Antibacterial therapy. 20th ed. Ed. Appleton and Lange. 444, 1996.
- Llop H. A, Valdés-Dapena V. Ma. M. Micobiología y Parasitología médicas Ed. Ecimed. Tomo I. 81-99, 2001.
- Lieberman J M. Pediatric Infect Dis J. 22,11433, 2003.
- Darse S A. Trenes Biochem Sci. 29,159,2004.
- Sivagnanam S, Deleu D. Critical care 7, 119, 2003.
- Torres M J, Blanca M, Fernández J, et al. Allergy. 58,961,2003.
- Nikaido H. Microbiol Mol Biol rev. 67, 593, 2003.
- Garcia Sanchez, J.L., Varona, F. Antimicrobianos, consideraciones generales. Edicion ESCIMED, 2009

Capítulo 2

Interrelaciones huésped - parásito en las infecciones bacterianas.

El organismo dispone de un complejo sistema de reconocimiento y defensa antimicrobiana que le permite sobrevivir a pesar de su continua interacción con microbios patógenos o no. Las defensas del huésped contra microorganismos patógenos requieren una adecuada coordinación de múltiples vías efectoras. Estas vías son activadas al producirse la identificación de moléculas microbianas, iniciándose una cascada inflamatoria que incluye el reclutamiento de leucocitos al sitio de la infección y activación de mecanismos efectores antimicrobianos por la vía de segundos mensajeros; se induce una respuesta inmune adaptativa que promueve la eliminación de la infección y la memoria inmunológica.

Estos sistemas de defensa que incluye mecanismos innatos y desarrollo de respuesta inmune adaptativa mediada por linfocitos T y B; controla las interacciones huésped – microbio. El resultado final de estas interacciones tiene un rango que va desde la coexistencia simbiótica con la microflora comensal; a las infecciones asintomáticas o leves; hasta enfermedades infecciosas severas por gérmenes altamente virulentos, dependiendo de las particularidades del huésped y el microorganismo infectante.

Los fagocitos por excelencia, tales como: macrófagos, neutrófilos y células dendríticas son las únicas unidades celulares calificadas para envolver grandes partículas, incluyendo microorganismos. La endocitosis y posterior destrucción de patógenos son claves para la respuesta inmune innata, promover la presentación de antígenos y el desarrollo de inmunidad adaptativa. Después de marcado antigénicamente, el microorganismo es atrapado en una vacuola derivada de la membrana periplasmática. El naciente fagosoma debe pasar por una drástica conversión para adquirir propiedades microbicidas y degenerativas, que están asociadas con la inmunidad innata. Esta conversión conocida como maduración del fagosoma sigue una secuencia coreográfica estrictamente estructurada de eventos de fisión y fusión que involucra compartimientos definidos de la vía endocítica. Una fagocitosis efectiva requiere de dos componentes esenciales: la internalización de partículas y la maduración del fagosoma.

La interacción del microorganismo con el fagocito puede ser directa, a través del reconocimiento por el fagocito de moléculas asociadas con el patógeno, mediada por receptores de reconocimiento de estructura; o indirecta, mediada por opsoninas.

Las opsoninas son factores del huésped que se anclan a la superficie del patógeno, adquiriendo una conformación espacial, que es reconocida por los receptores del fagocito, tales como: receptor $Fc\gamma$ ($Fc\gamma Rs$) y receptor de C3 (C3R). La señal desencadenada por la partícula varía en dependencia de la naturaleza del receptor. La exposición a ligandos polivalentes induce el agrupamiento de estos receptores en la superficie de la membrana del fagocito, iniciando la fosforilación de su inmunoreceptor citoplasmático ITAMs por Kinasas intracitoplasmaticas.

La fosforilación del inmunoreceptor de tirosina activado recluta y activa la tirosin kinasa, la cual se transforma en varios sustratos fosforilados. En este proceso el remodelador de actina (Rac) es necesario para la emisión de pseudópodos, que en el caso particular de $Fc\gamma R$, la polimerización es llevada a cabo por Rac1/Rac2 y la proteína 42 de control de la división celular.

La maduración del fagosoma comienza inmediatamente después, posiblemente aun antes de quedar sellado el fagosoma, de separarse de la superficie de la membrana, el fagosoma pasa por una fusión secuencial con el endosoma precoz, endosoma tardío y lisosoma. Estos pasos conducen finalmente a la formación del polifagosoma, el cual es el estado terminal de la secuencia de maduración y por ende el último organelo microbicida.

El polifagosoma está dotado de un arsenal de complejos y sofisticados mecanismos para eliminar y degradar microorganismos.

Actividad microbicida del fagosoma.

Durante la secuencia de maduración el fagosoma adquiere todo un arsenal de determinates microbicidas.

- Acidificación del fagosoma: esta crea un medio hostil que impide el crecimiento bacteriano y favorece la acción de numerosas enzimas hidrolíticas del fagocito que actúan a pH ácido. Además el gradiente transmembrana de hidrogeniones generado por la V – ATPasa es utilizado para inactivar y expulsar del interior del fagosoma nutrientes microbianos esenciales. La V – ATPasa facilita además la generación de radicales superóxido.

- Especies reactivas de oxigeno y nitrógeno: estos radicales reactivos sinergízan para ejercer su efecto altamente tóxico sobre los microorganismos intrafagosomicos. La interacción de los radicales tóxicos con componentes del microorganismo, trae por resultado inactivación de proteínas y cambios en los lípidos por daño oxidativo. El DNA microbiano sufre un daño irreparable que trastorna el metabolismo bacteriano y culmina en la inhibición de la replicación.

- Péptidos y proteína antimicrobianas. Existen un grupo de proteínas que pueden ser divididas en: las que interfieren el crecimiento bacteriano (bacteriostáticas) y las que comprometen la integridad del microorganismo (bactericidas). Las proteínas bacteriostáticas limitan la disponibilidad de nutrientes esenciales dentro del fagosoma. Para ello el fagocito secreta sustancias competidoras al interior del fagosoma o inserta transportadores activos en la membrana. Las primeras compiten por los nutrientes y las segundas los expulsan del interior del fagosoma.

Por su parte, las bactericidas son mecanismos más directos que despliega el fagosoma para destruir los microorganismos patógenos, e incluye: defensinas, catelecidinas, lisozima, lipasas y proteasas. Las defensinas se subdividen en dos grupos α y ß, son pequeños polipéptidos unidos por puentes disulfuros almacenados en los gránulos primarios. Su función es inducir la permeabilización de la membrana de las bacterias Gram positivas y Gram negativas mediante la formación de canales multiméricos permeables a iones. Las catelecidinas activadas permeabilizan la pared celular y la membrana interna de las bacterias Gram positivas y la membrana interna y externa de las Gram negativas. Además el fagosoma está equipado con un surtido número de endopeptidasas, exopeptidasas e hidrolasas que degradan varios componentes microbianos.

Tabla 2.1 Péptidos y proteínas con actividad antimicrobiana.

Actividad antimicrobiana	péptido o proteína
Bacteriostáticas Deprivación de nutrientes	Lactoferrina. Secuestra Fe requerido para el crecimiento bacteriano. NR – AMP1 (proteína 1 asociada a la resistencia natural de macrófagos). Expulsión y captación de iones divalentes Fe, Zn, Mn.
Bactericidas	
Permeabilización la membrana	Defensinas Catelecidinas
Hidrólisis • Carbohidratos	lisozima ß – glucoronidasa ß – hexosaminidasa
• Lípidos	Fosfolipasa A_2
• Proteínas Endopeptidasas Exopeptidasas	Cisteína proteasas: catepsinas B, C, H, K, L, O, S y W. Aspartato Proteasas: Catepsinas D y E Serina Proteasas: Catepsina G. Carboxipeptidasas: carboxipeptidasa lisosomal A y B Dipeptidasa o Catepsina X, peptidil – dipeptidasa y prolilcarboxipeptidasa. Aminopaptidasas: Catepsina H; dipeptidilpeptidasa I (captepsina C); dipeptidilpeptidasa II y tripeptidilpeptidasa

Resistencia bacteriana a la fagocitosis destructiva: mecanismos de evasión bacteriana y de escape del fagosoma

A pesar de la presencia de estos factores antimicrobianos, numerosos patógenos pueden sobrevivir dentro de las células del hospedero. Bacterias, hongos y virus han desarrollado múltiples mecanismos estratégicos para contrarrestar las defensas del huésped. Algunas especies bacterianas interfieren con la capacidad de los fagocitos para envolverlas y formar el fagosoma; bien por bloqueo, inhibición o degradación de la opsonización por anticuerpos o sistema del complemento; hecho que afecta directamente la maquinaria fagocitica de los macrófagos, neutrófilos y células dendríticas. Otras bacterias se han tornado resistentes a uno o más de los factores antimicrobianos del fagocito y en algunas especies se han desarrollado vías metabólicas que contrarrestan la acumulación de ácido dentro del fagosoma o han adquirido proteínas resistentes para soportar el pH bajo. Existen bacterias que se autoprotegen degradando activamente las proteínas y péptidos antibacterianos producidos por el fagocito o mediante la producción y activación de enzimas destoxificadoras, como la catalasa, que neutraliza los radicales tóxicos de oxigeno y nitrógeno o mediante el reclutamiento de proteínas que median la síntesis de estos radicales. Determinadas especies bacterianas secretan moléculas especializadas en la captación de hierro, llamadas Sideroporos que secuestran y marcan el catión para ser utilizado por la bacteria; finalmente muchas bacterias sobreviven dentro del fagosoma mediante el desarrollo de una vigorosa respuesta al stress que le permite deshacerse o reemplazar las proteínas dañadas.

Escape del fagosoma.

La capacidad de supervivencia intracelular es crucial para las bacterias patógenas, una vez que han invadido las células diana. Bien por el mecanismo de gatillo o del Zipper, la bacteria es internalizada en una vacuola. En condiciones normales esta vacuola acidifica su medio interno progresivamente hasta llegar a la forma madura degradativa, el fagolisosoma. Muchos patógenos sobreviven en su nicho, evitando la fusión fagosoma – lisosoma o por modificación del medio interno del fagolisosoma.

Muchos de los mecanismos mediante los cuales los microorganismos permanecen y sobreviven en el interior del fagosoma ya han sido mencionados en el texto. Sin embargo, existen otros mecanismos, menos conocidos, a través de los cuales las bacterias adquieren la capacidad de sobrevivir y replicarse en el citoplasma. Auminedo que el citosol es una fuente rica en nutrientes y está protegido de destrucción inmune; cabría esperar que muchas bacterias podrían utilizar al citosol como un hábitat natural para su crecimiento y replicación. Sin embargo, solo un selecto numero de bacterias, se han adaptado para crecer en el citosol. Ejemplos de ellas son: *Shigella flexneri, Burkholderia pseudomallei, Listeria monocytogens, Francisella tularensis y Rickettsias.*

El ciclo de vida citoplasmático de las bacterias puede ser dividido en tres fases: escape desde la vacuola, replicación en el citosol y bloqueo de la respuesta inmune en el citosol.

- Mecanismo de escape de la vacuola: es el primer paso, crucial en el ciclo de vida citosólico de los patógenos, es el escape desde la vacuola. Este ocurre inmediatamente después de la invasión de la célula diana. La velocidad con que ocurre la lisis vacuolar sugiere que la bacteria en una competencia por la supervivencia. El fagosoma incipiente se acidifica rápidamente y la bacteria debe escapar antes que el fagosoma se fusione con el lisosoma que contiene potentes compuestos microbicidas.

Todos los patógenos adoptan la misma estrategia de entrada al citosol utilizando mecanismos basados en la producción y secreción de enzimas, denominadas proteínas de escape bacteriano.

Varios son los mecanismos que se ponen en marcha para que se produzca la lisis enzimática de la vacuola. Estas enzimas se insertan en el espesor de la membrana de la vacuola, uniéndose al colesterol y formando poros que conducen a la disfunción de la membrana. Así se retarda la maduración del fagosoma e impide la fusión con el lisosoma mediante alteraciones en el gradiente de iones a través de la membrana. Se produce la ruptura de la membrana del fagosoma y los patógenos quedan libres en el interior del citoplasma donde se multiplican y diseminan, infectando a la célula vecina; requiriendo para este proceso un conjunto de enzimas. Los mecanismos de escape desarrollados por los patógenos tiene la particularidad de ser propios y único de cada género.

- Replicación bacteriana en el citosol: solo una cuantas bacterias, intracelulares por excelencia, son capaces de sobrevivir y replicarse en el citoplasma. La entrada de la bacteria en la vacuola fagocitica y posterior escape bacteriano parece ser un prerrequisito para el crecimiento en el citosol. La bacteria, debe primero acondicionarse en el interior del fagosoma para estar lista para la replicación en el citosol. La bacteria dentro del fagosoma pone en marcha el mecanismo de escape y libera enzimas que le crean las condiciones propicias para su crecimiento en el citosol. Pero el crecimiento de bacterias en el citosol depende del tipo celular. Esto explica en parte porque las bacterias citosólicas invaden determinados tejidos del cuerpo, quizás relacionado a sus diferentes requerimientos nutricionales.

- Modulación o bloqueo de la respuesta inmune citoplasmática: una vez que las bacterias son incluidas en la vacuola están fuera del alcance de los anticuerpos y el complemento. Sin embargo, son susceptibles a la degradación en el fagolisosoma, que puede ser evitada si la bacteria escapa del fagosoma al citosol. Ya en el citosol, la bacteria aun no está segura, pues este contiene varios péptidos antimicrobianos y radicales tóxicos de oxígeno. En adición a esto, los patógenos en el citoplasma no pueden evadir la respuesta inmune pues poseen moléculas en su superficie que son reconocidas por receptores intracitoplasmáticos específicos que desencadenan la respuesta inflamatoria. Otro mecanismo de defensa contra los patógenos intracitoplasmáticos es la autofagia. Este es un proceso en el cual los lisosomas causan la muerte de la célula para conservar la homeostasia. Por tanto, es requisito que para sobrevivir un patógeno en el citosol, este debe interactuar y modificar las propiedades microbicidas propias del citosol y vía autofágica.

En la actualidad se ha propuesto el uso de pequeños péptidos catiónicos con actividad antimicrobiana e inmunomoduladora; que virtualmente están presente en todas las formas de vida, como un componente importante de la inmunidad innata. Pero aun quedan por resolver varias interrogantes antes de que se conviertan en un nuevo agente terapéutico contra las infecciones bacterianas.

Conceptos básicos:

Mecanismo de Zipper: el microorganismo contacta y se adhiere a la célula a través de la unión de una proteína de superficie de la bacteria con su receptor en la superficie en la célula (proteína de adhesión transmembrana). La célula entonces emite seudópodos por modificación del citoesqueleto y encierra a la bacteira en una vacuola. Este mecanismo es utilizado por bacterias del género Yersinia y Listeria.

Mecanismo de Gatillo: la bacteria interactúa directamente con el citoesqueleto celular inyectando efectores bacterianos a través de un sistema de secreción especializado. Estos efectores producen un reordenamiento masivo del citoesqueleto para envolver la bacteria.

Fagolisosoma: organelo rodeado por una membrana simple, formado por la fusión de un lisosoma (vacuola que contiene enzimas hidrolíticas) y un fagosoma (vacuola que contiene partículas).

BIBLIOGRAFÍA

1. Hooper LV: Do symbiotic bacteria subvert host immunity? Nature Reviews 2009; 7: 267 – 264.

2. Walker, D. H. Rickettsiae and rickettsial infections: the current state of knowledge. *Clin. Infect. Dis. 2007;* **45**, S39–S44.

3. Santic, M., Molmeret, M., Klose, K. E. & Abu Kwaik, Y. *Francisella tularensis* travels a novel, twisted road within macrophages. *Trends Microbiol. 2006;* **14**, 37–44.

4. Flannagan RS; Cosio G and Grinstein S.: antimicrobial mechanisms of phagocytes and bacterial evasion strategies. Nature Reviews Microbiology 2009; 7: 355 – 366.

5. Ray K; Marteyn B; Sansonetti PJ and Tang CM.: life of the inside: the intracellular lifestyle of citosolyc bacteria. Nature 2009; 7: 333 – 340.

6. Santic, M., Asare, R., Skrobonja, I., Jones, S. & Abu Kwaik, Y. Acquisition of the vacuolar ATPase proton pump and phagosome acidification are essential for escape of *Francisella tularensis* into the macrophage cytosol. *Infect. Immun.* **76**, 2671–2677 (2008).

7. Shaughnessy, L. M., Hoppe, A. D., Christensen, J. A. & Swanson, J. A. Membrane perforations inhibit lysosome fusion by altering pH and calcium in *Listeria monocytogenes* vacuoles. *Cell. Microbiol.* **8**, 781–792 (2006).

Capitulo 3

RESISTENCIA ANTIMICROBIANA

El desarrollo de agentes antimicrobianos eficaces ha sido uno de los mayores logros de la ciencia moderna. Sin embargo, la aparición de gérmenes resistentes, ha venido a contrarrestar todos los antimicrobianos hasta aquí desarrollados, limitando en muchos casos su utilidad.

La resistencia a los antimicrobianos se ha convertido hoy en la epidemia silente del Siglo XXI y, hasta ahora, no ha podido ser detenida.

Se conoce un origen no genético a esta resistencia, como la mostrada por algunos gérmenes, que en determinadas circunstancias permanecen inactivos y no se multiplican. Esto sucede, por ejemplo, con las Micobacterias, las que a menudo sobreviven en los tejidos por años después de la infección, frenadas por los mecanismos de defensa del hospedero, lo que hace que no se multipliquen y, por tanto, no puedan ser erradicadas, pero si se suprime la inmunidad celular del paciente, se vuelven vulnerables, sensibles, a los mismos medicamentos. No obstante, este origen de la resistencia es el menos significativo. El mayor desarrollo de la resistencia de las bacterias a los antimicrobianos ha sido acelerado por la producción masiva de este tipo de drogas que comenzó después de 1940.

Resulta irónico y paradójico que los antimicrobianos, los mejores agentes existentes hasta el momento para el tratamiento de las infecciones, sean también los agentes más importantes de selección y propagación de las bacterias resistentes.

Numerosos expertos coinciden en señalar que, por lo menos la mitad del uso humano de los antimicrobianos, ya sea en la comunidad como en los hospitales, resulta innecesario e inapropiado. Incluso, resultados superiores han sido confirmados en algunas partes del mundo, aunque la magnitud real del problema aún se desconoce.

Estamos pagando el concepto de que los antibióticos han constituido un "verdadero milagro"...La errónea impresión inicial de que luego de su descubrimiento se les considerara como "drogas milagrosas" está cobrando un precio muy alto.

ORIGEN DE LA RESISTENCIA ANTIMICROBIANA

Los Sulfamídicos, que fueron los primeros Antibacterianos que entraron en el comercio en la década de 1930; lograron con su eficacia inicial, un extenso empleo en el Japón en 1940, fundamentalmente en el tratamiento de la disentería bacilar (Shigelosis). Sin embargo, 10 años después entre el 80-90% de las Shigellas aisladas en este país eran resistentes a los Sulfamídicos. Se utilizó entonces Cloranfenicol, Estreptomicina y Tetraciclinas de forma amplia y eficaz; más, comenzaron a aparecer cepas resistentes a estos antimicrobianos e incluso, algunas multirresistentes.

El uso de la Penicilina como droga única estableció un precedente de que esta podía ser utilizada ante cualquier infección y así fue por casi 10 años. Sin embargo, luego de ese tiempo comienza a reportarse en Inglaterra la aparición de resistencia a esta droga y muy pronto el mundo se sorprendió al percatarse de que lo mismo estaba sucediendo en todas partes del planeta.

El propio Fleming advirtió en 1945 que el mal uso de la Penicilina podía ocasionar la selección y propagación de formas mutantes en el laboratorio y sentenció acertadamente que la situación podía tornarse peor cuando la droga pudiera obtenerse en una fórmula para dispensarse por la vía oral. Nadie hizo caso entonces a esa advertencia...

Poco después, entre los años 60-70, la euforia experimentada por la aparición de la Penicilina comenzó a declinar ante la creciente resistencia de los gérmenes a la misma, obligando a la búsqueda de otros antimicrobianos que permitieran dar respuesta al problema creado. ¿Qué estaba sucediendo?

PLÁSMIDOS DE RESISTENCIA

Los primeros elementos preocupantes se comenzaron a observar en casos de pacientes infectados por Escherichia Coli en la que se observaba resistencia múltiple frente a los antimicrobianos. Se conocía que este germen, frente a la presión selectiva impuesta por el uso de los antimicrobianos, en este caso los Sulfamídicos, había mutado espontáneamente y transferido las características de resistencia a su descendencia, desarrollando mutantes resistentes a la droga. (Resistencia cromosómica)

En 1959 varias investigaciones señalaron que la transferencia de esta resistencia, la cual requería del contacto de célula con célula sin ser mediada por agentes filtrables como fagos o ADN, se estaba produciendo de forma independiente de la transmisibilidad cromosómica... Había nacido el concepto de elementos extracromosómicos transferibles que contienen genes resistentes al cual se le denominó Plásmido o factor R. (Resistencia extracromosómica)

Ya en 1966 el 75% de las cepas de Shigellas poseían resistencia múltiple a Estreptomicina y Sulfamídicos y de ellas, cerca del 90% eran capaces de transferir esta resistencia a organismos susceptibles del receptor, pero... ¿cómo unas sí transferían esta resistencia y otras no?

Pronto se supo que existían varios tipos de plásmidos y que los mismos utilizaban diferentes mecanismos mediante los cuales se producía la transferencia de resistencia y se emitieron las siguientes definiciones:

1. **Plásmido:**
Elemento genético extracromosómico que se reproduce independientemente del cromosoma del huésped.

2. **Plásmido de resistencia:**
Un plásmido que transporta información genética para resistencia a diversos antimicrobianos. Entre ellos se identificaron los diversos mecanismos de transferencia de resistencia:

- Plásmido de conjugación:
Un plásmido que puede iniciar y provocar la transferencia unilateral de material genético de una bacteria resistente a otra sensible, mediante la unión de dos compuestos para producir un tercero o la unión de dos organismos para intercambiar su sustancia nuclear, aun cuando no sean del mismo género.

- Plásmido no conjugativo:
Un plásmido que por sí mismo no puede llevar a cabo la transferencia de resistencia por conjugación, sin embargo la realiza por:

  - Transformación:
  El ADN desnudo pasa de una célula de una especie a otra alterando, por lo tanto, su genotipo. Esto puede ocurrir a través de la manipulación de laboratorio.

  - Transducción
  El material genético es encerrado en un virus bacteriano (Bacteriófago) y transferido por ese virus a otra bacteria de la misma especie.

De forma general, se puede definir claramente que los plásmidos, si bien no suelen codificar funciones esenciales para la bacteria, por lo que son innecesarios para el crecimiento del microorganismo, contienen información genética adicional responsable de la aparición de nuevas propiedades genotípicas en la célula bacteriana (Conferir resistencia, producción de toxinas, contener genes capaces de proporcionar a la bacteria la capacidad para metabolizar determinados sustratos, etc.)

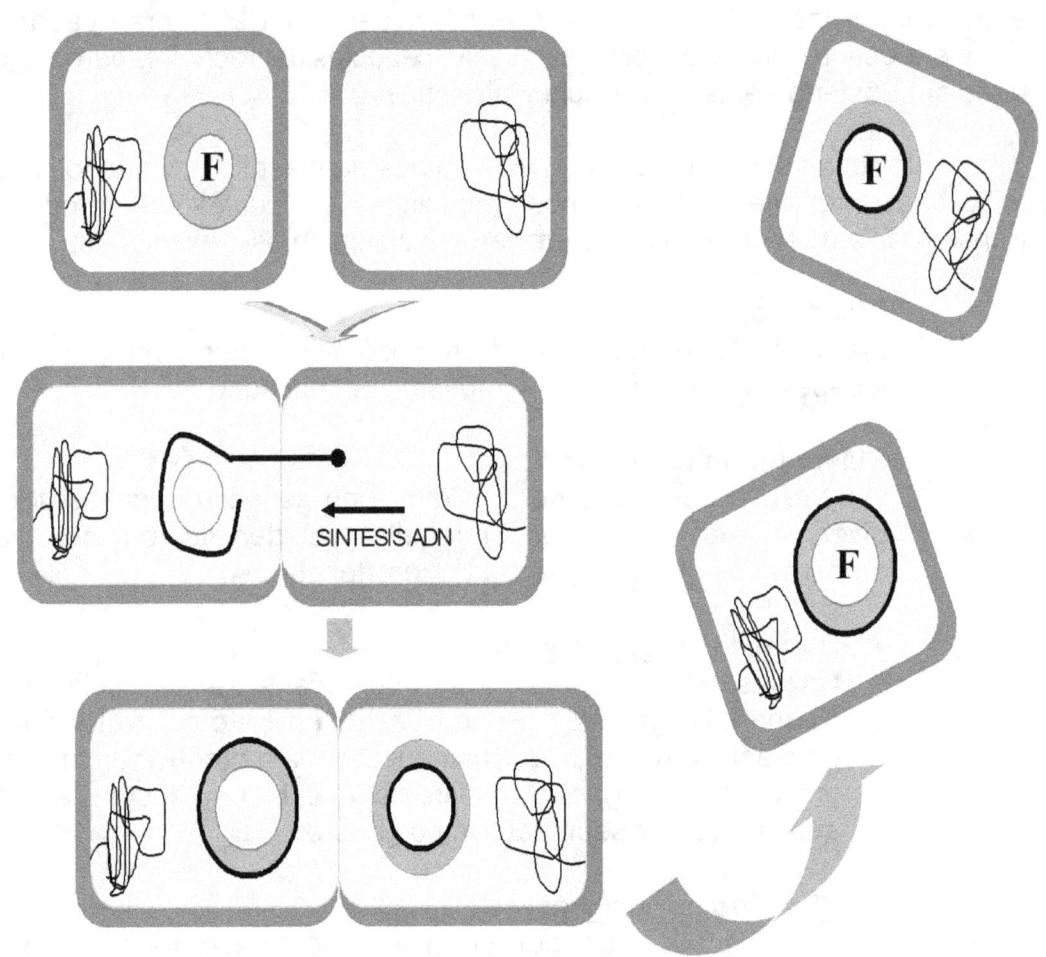

Mecanismo de resistencia mediado por plásmidos

Sin embargo no todo se explicaba aún con estos conocimientos y lo cierto es que los factores R (Plásmidos de resistencia) se expandieron por el mundo.

BETALACTAMASAS

Observadores nipones señalaron que a pesar de la creciente aparición de resistencia en el mundo de los Aminoglucósidos (sobre todo a la Kanamicina, Neomicina y Ampicilina) ésta era muy rara en Japón, donde el uso poco frecuente de esos productos indujo a correlacionar el empleo de Antimicrobianos y la subsiguiente aparición de resistencia.

Poco después se comprobó que existía resistencia mediada por la presencia de una enzima betalactamasa que destruía a la Penicilina al descubrirse en 1965 resistencia transferible para la Ampicilina en una cepa de Salmonella typhimurium.

Comenzaban entonces a describirse un grupo de enzimas producidas por los microorganismos que eran capaces de inhibir o destruir a los antimicrobianos utilizados para combatirlos.

Los conocimientos actuales sobre la diversidad y amplia distribución de las betalactamasas han aumentado rápidamente. Se ha intentado clasificarlas atendiendo a diversas propiedades, incluyendo perfil de sustrato, peso molecular, reactividad inmunológica con algunos antisueros, sensibilidad a diversos inhibidores, propiedades isoeléctricas, etc., pero todos éstos esquemas están llenos de ambigüedades.

Clasificación de las betalactamasas según perfil de sustrato

- **Clase A:**
  Poseen un peso molecular de alrededor de 29.000, con un residuo de serina en su sitio activo. Hidrolizan, preferentemente, a las Penicilinas.

- **Clase B:**
  Son llamadas Metaloenzimas por poseer una estructura de zinc alrededor del grupo Thiol requerido para su actividad betalactamásica.

- **Clase C:**
  Incluye a las betalactamasas determinadas cromosómicamente por genes de E. Coli K-12 y también por secuencias homologas extendidas a betalactamasas producidas cromosómicamente por Klebsiellas y Shigellas. Estas enzimas son proteínas largas con peso molecular de alrededor de 39.000 y poseen una variada actividad contra las Cefalosporinas. La estructura terciaria que posee esta clase de betalactamasas las hace muy similares a la estructura de las PFP (Proteínas fijadoras de penicilinas) con las que pueden confundirse.

- **Clase D:**
  Incluye a las betalactamasas que hidrolizan al Oxacillín.

Un esquema que podría resultar adecuado, hasta cierto punto, las divide atendiendo:

- **A los antimicrobianos que ellas atacan:**
  - Penicilinasas
  - Cefalosporinasas
  - Oxacilinasas
  - Carbenicilinasas
  - Carbapenemasas
  - Cefaminasas. etc.

- **A la información genética necesaria para su producción:**
  - Plasmídicas
  - Cromosómicas
- **Al tipo de formación:**
  - Permanentes
  - Transitorias

- **A los aminoácidos y secuencias de nucleótidos:**
  - Clase A
  - Clase B
  - Clase C
  - Clase D

- **Al perfil de sustrato e inhibición por Ácido Clavulánico:**
  - De amplio espectro
  - De espectro extendido

La disposición de Penicilinas semisintéticas y derivados de Cefalosporinas cada vez más resistentes al efecto de la mayor parte de las betalactamasas han mejorado parcialmente esta situación, pero no la ha resuelto... Parece que por cada derivado creado hasta el momento hay, a cierto nivel, una betalactamasa para hidrolizarlo.

Las betalactamasas han seguido produciéndose y hoy ya son descritas un inmenso número de las mismas:

Principales Betalactamasas

BETALACTAMASAS	PL	PREVALENCIA	BACTERIAS HUÉSPED
1. Amplio espectro.			
HMS-1	5.2	Rara	Enterobacterias
TEM-1	5.4	Muy común	Enterobacterias P. Aeruginosa H. Influenzae N. Gonorreae V. Cólera
TLE-1	5.55	Rara	E. Coli
TEM-2	5.6	Común	Enterobacterias
LCR-1	5.85 o 6.5	Rara	P. aeruginosa
NPS-1	6.5		
TLE-2			K. Pneumoniae
LXA-1	6.7	Infrecuente	Enterobacterias
OHIO-1	7.0		E. Cloacae S. Marcensces
SHV-1 (PIT-2)	7.6	Común	Enterobacterias
ROB-1	8.1	Infrecuente	H. Influenzae K. Pneumoniae P. Multócida
2. Oxacilinasas.			
OXA-9	6.9	Rara	K. Pneumoniae
OXA-3	7.1	Infrecuente	Enterobacterias P. Aeruginosa
OXA-1	7.4	Común	
OXA-4	7.45	Rara	Enterobacterias
OXA-8	7.6?		?
OXA-5	7.62		P. Aeruginosa
OXA-7	7.65		E. Coli
OXA-6	7.68		P Aeruginosa
OXA-2	7.7	Común	Enterobacterias P. Aeruginosa
3. Carbenicilinasas.			
CARB-4	4.3	Rara	P. Aeruginosa
SAR-1	4.9		V. Cólera
PSE-4. (CARB-1)	5.3	Infrecuente	P. Aeruginosa Enterobacterias
BRO-1 BRO-2 BRO-3	Bandas Múltiples (5.3-7.7)	Común	Bramahella
PSE-1. (CARB-2)	5.7		P. Aeruginosa Enterobacterias
CARB-3	5.75	Rara	P. Aeruginosa
CARB-5	6.3		A. Calcoaceitus
PSE-3	6.9	Infrecuente	P. Aeruginosa Enterobacterias
N-29	6.9 (6.93)	Rara	P. Mirabilis

BETALACTAMASAS	PL	PREVALENCIA	BACTERIAS HUÉSPED
4. Espectro Extendido. Clase A de las oximino-betalactamasas relacionadas con TEM, SHV, u OXA betalactamasas (Confieren resistencia a Cefotaxima, Ceftazidima y Aztreonam)			
Derivados TEM			
TEM-3 TEM-29	5.2-6.5	Presentes en infecciones nosocomiales	K. Pneumoniae
TEM-42 TEM-43 TEM-46 TEM-67			Menos común en otras Enterobacterias
Derivados SHV			
SHV-2 SHV-12	7.0-8.2	Presentes en infecciones nosocomiales	K. pneumoniae Menos común en otras Enterobacterias
TEM-30 TEM-40 TEM-44 TEM-45	5.2-5.4	Solamente encontradas en infecciones nosocomiales en Francia y España	E. Coli
Derivados OXA			
OXA-11 OXA-14 OXA-16	6.1-8.0	Aislamientos nosocomiales en Turquía	P. Aeruginosa
5. Otras clases A de oximino-betalactamasas no relacionadas con TEM, SHV, u OXA betalactamasas. Confieren resistencia a Cefuroxima			
CTX-M-2	5.5	Aislamientos en Argentina	S. Typhimurium E. Coli V. Cólera
Toho-1	7.8	Aislamientos en Japón	E. Coli
Toho-2	?	Aislamientos en ITU en Japón	
MEN-1 (CTX-M-1)	8.4	Aislamientos en Francia y Alemania	
CTX-M-3		4 Aislamientos en ITU en un hospital de Polonia	E. Coli C. Freundi
CTX-M-4		6 Aislamientos en Rusia	S. Typhimurium
Relacionados con PER que confieren resistencia para Ceftibutén			
PER-1	5.4	Aislados en algunos hospitales de Turquía	P. Aeruginosa K. Pneumoniae Acinetobacter
PER-2		Aislamientos en Argentina	S. Typhimurium y algunas otras Enterobacterias que no son P. Aeruginosa

BETALACTAMASAS	PL	PREVALENCIA	BACTERIAS HUÉSPED
6. Clase C Cefaminicinasas (Confieren resistencia para Cefoxitina o Cefotetán)			
MIR-1	8.4	Aislado en un hospital de Providencia	K. Pneumoniae
ACT-1	9.0	Aislado en infecciones nosocomiales en el New York City Hospital	E. Coli K. Pneumoniae
BIL-1	8.8	Aislado en un niño quemado en Pakistán	E. Coli
CMY-2	9.0	Aislado en pacientes con ITU en Atenas, Grecia	K. Pneumoniae C. Freundi
SAL-1		Aislados en heces en Nigeria	S. Senftenberg
LAT-1	9.4	Infecciones nosocomiales graves en Grecia	K. Pneumoniae
LAT-2	9.4, 9.1, 8.8		K. Pneumoniae E. Coli E. Aerógenes
MOR-1	?	S. Enteritis	
Relacionados FOX			
FOX-1	6.8 ó 7.2	Aislado en sangre de pacientes en un Hospital de Buenos Aires	K. Pneumoniae
FOX-2	6.7	Aislado en ITU de parapléjicos de Guatemala	E. coli
FOX-3	7.25	Aislamientos vaginales en Italia	K Oxytoca
CMY-1	8.0	Aislado en Corea	K. Pneumoniae
MOX-1	8.9	Aislado en ITU en Nagoya, Japón	
Desconocidos			
CEP-1	8.0	Rara	P. mirabilis
7. Carbapenemasas (Confiere resistencia a Imipenem o Meronemen) Metaloenzimas (Clase B betalactamasas)			
IMP-1	9.0	Aislado en Japón	P. Aeruginosa S. Marcensces K. Pneumoniae P. Putida
Sin Nombrar			B. Frágilis
ARI-1	6.65	Aislado en sangre de pacientes en Escocia	A. Baumanii
ARI-2	7.1	Aislado en Argentina, también encontrado en Europa y el Sudeste de Asia	Acinetobacter spp

La resistencia antimicrobiana provocada por estas enzimas representa uno de los problemas más graves y preocupantes de la actualidad.

Desde 1992 se ha venido señalando que los genes de algunas betalactamasas de amplio espectro, antes restringidos a sitios del cromosoma, se han transmitidos entre bacterias a través de los plásmidos. Las betalactamasas codificadas por plásmidos representan una preocupación especial debido a la posibilidad del incremento de la resistencia bacteriana entre las diferentes especies de patógenos.

Contra ellas surgieron los agentes inhibidores (IBL), derivados betalactámicos prácticamente sin actividad antibacteriana, pero capaces de dejarse detectar por las betalactamasas bacterianas induciéndolas a acoplarse a ellas de forma inseparable y autodestruyéndose ambos.

Estos inhibidores "suicidas", como algunos románticamente los han denominado, lograron frenar un tanto la resistencia pero, al margen de ese éxito, no podemos decir que vencimos aún la batalla.

TRANSPOSONES

Otro hecho importante que se añadió a estos descubrimientos fue la presencia de factores R en personas normales no tratadas con antimicrobianos.

Al comienzo de 1970 se aclaró mejor el probable mecanismo para la diseminación de un elemento genético particular entre Plásmidos, y de hecho, para la evolución de éstos. Se comprobó que un segmento de ADN podía traslocarse o transponerse de una zona a otra del propio ADN; es decir, eran capaces de "saltar" de un plásmide a otro, de plásmido a cromosoma, y luego nuevamente de cromosoma a plásmido.

Este mecanismo de transposición parece incluir la inserción de estos "genes saltarines" en una variedad de posibles lugares sin depender de funciones de recombinación general.

Surgía así el concepto de transposón como el elemento genético bien definido que puede traslocarse en forma intacta de un locus genético a otro; es decir, segmento de ADN capaces de moverse desde una posición a otra del genoma, o desde el ADN cromosómico a un plásmido o viceversa.

Se reconocía entonces un nuevo mecanismo mediante el cual puede transferirse la resistencia: la transposición.

Los transposones fueron descubiertos por primera vez en cepas de E. Coli durante el estudio de una clase de mutaciones altamente polares en los operones galactosa y lactosa. Se apreció que las mutaciones observadas no se podían contrarrestar simplemente por sustituciones de bases o mutágenos de cambio de entramado, sino sólo por escisión de un fragmento de ADN.

Así hoy se conocen muchos tipos de transposones, pero de forma general, los encontrados en las bacterias se pueden dividir en tres tipos:

1. Secuencias de inserción (SI):

Son los más simples. Ellos son constituyentes normales de los cromosomas bacterianos y se pueden integrar a plásmidos y genomas de fagos. Sólo transportan la información genética necesaria para su propia transferencia (es decir, el gen que codifica la transposasa). Es posible detectarlos si su inserción conduce a interrupción o inactivación de genes, o si modifican la expresión de genes adyacentes. Su aspecto es el siguiente:

A B C D E F	tnp	F´E´D´C´B´A´

2. Transposones Complejos:

Son los denominados factores R (de gran interés médico ya que constituyen la causa más común de resistencia activa a los antimicrobianos). Son portados por plásmidos de conjugación. Poseen dos partes funcionalmente distintas: el factor de transferencia de resistencia y el transposón que contiene los genes para varias clases de resistencia a los fármacos. Los transposones transportados por plásmidos de conjugación se pueden dividir en dos categorías o tipos generacionales:

- El **tipo I** que contiene una región central que transporta genes selectivos, por ejemplo, de resistencia a los antimicrobianos, flanqueada en ambos lados por dos elementos SI idénticos o casi idénticos

SI izquierda	Región central: R a los AMC	SI derecha

- El **tipo II** que son transposones bastante grandes y no se consideran compuestos, debido a que no requieren la presencia de módulos SI para la transposición. Por el contrario, cada miembro de estos transposones está unido por dos repeticiones cortas de 30 a 40 parejas de bases de longitud. Su región central contiene 3 genes. Uno codifica la resistencia a un AMC, los otros dos genes codifican proteínas participantes en el proceso de transposición. Ellos sólo transposonan mediante una vía replicativa

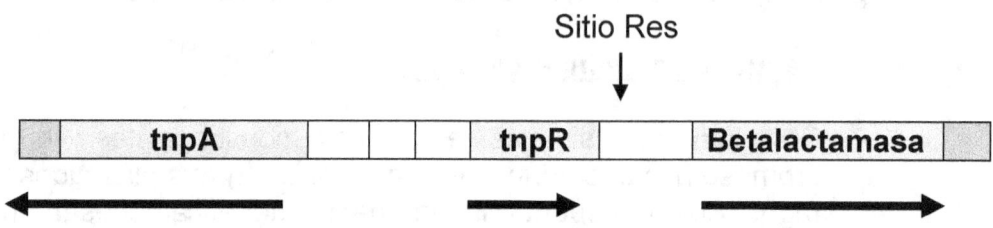

3. Fagos Transpositivos:

También conocidos como transposones asociados a fagos. Ellos usan la transposición como modo de reproducción normal integrándose en el genoma del huésped después de la infección. La inserción del profago suele inactivar el gen bacteriano en el que se inserta, al interrumpir su secuencia de codificación y terminar la transcripción. También puede inactivar genes distales en el mismo operón.

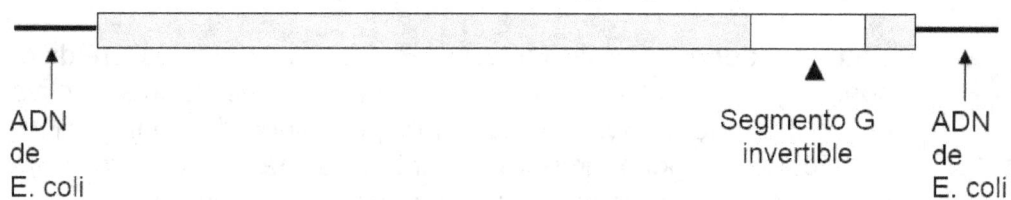

La existencia de transposones implica que factores R puedan aumentar su resistencia captando genes de diversos orígenes como fagos, cromosomas y otros plásmidos; para luego diseminarlos.

El impacto de la resistencia traslocable puso rápidamente en duda, algunos de los principios terapéuticos más firmemente establecidos en Pediatría y Venereología, sobre todo, los que se refieren al tratamiento con Ampicilina de las meningitis causadas por H. Influenzae y al tratamiento con Penicilina de la Neisseria Gonorrhoeae respectivamente.

La Ampicilina fue durante más de 10 años la droga de elección en las Meningoencefalitis por Haemophylus; sin embargo, este germen adquirió resistencia a esta droga a partir del fondo común de resistencia existente entre bacilos entéricos Gram negativos, lo que obligó a comenzar a utilizar el Cloranfenicol, que ya hoy sufre también resistencia creciente a este por lo que se han comenzado a utilizar las Cefalosporinas de tercera generación en el tratamiento de esta entidad.

El origen de los factores R o Plásmidos de resistencia no es aún bien conocido. La producción masiva de Antimicrobianos que comenzó después de 1940 ha tenido mucha importancia para seleccionar y diseminar factores R, y puede haber acelerado su evolución, pero es casi seguro que no los creó. (Recordar que todos los antimicrobianos verdaderos son producidos por microorganismos, especialmente los Actinomycetaes, por lo que muy probable que ellos existan en la tierra desde tiempos inmemoriales).

De lo que sí no cabe dudas es que el principal factor responsable del fenómeno de la resistencia bacteriana es el uso y abuso de los antimicrobianos.

RESISTENCIA A LOS ANTIMICROBIANOS

Los antimicrobianos, si bien han salvado y mejorado más vidas que cualquier otra clase de medicina, han provocado con su uso, la más grande intervención sobre la genética de las poblaciones bacterianas que se conoce hasta el momento.

Es conocido que algunos antimicrobianos pueden tener cierta resistencia natural a determinados antimicrobianos. Sin embargo, lo más frecuente es que esta resistencia sea adquirida.

Como planteamos anteriormente, no todos los plásmidos provocan resistencia, ni todos los factores R tampoco son mediados por el mismo mecanismo; pero ni aún así podemos decir que toda la resistencia es mediada por plásmidos. En algunos casos, tiene gran importancia la resistencia mediada cromosómicamente por mecanismos idénticos a la mediada por plásmidos. Los patógenos adquieren esta resistencia al incorporar un factor en sus genes que hace inefectivo al antimicrobiano, y transmiten esa resistencia a sus descendientes mediante plásmidos o transposones. De esta forma todo queda listo para que tras múltiples contactos entre el antimicrobiano y el microorganismo, este último muestre resistencia al fármaco mediante complejos mecanismos que incluyen: inhibición enzimática, impermeabilidad de la membrana, alteración de los precursores de la pared, entre otros.

Sin embargo, conocer estos mecanismos generales de resistencia no representa mucha ayuda para el médico, salvo en el plano teórico. Se hace necesario interpretar la misma en cada grupo antimicrobiano para poder conocer como los gérmenes patógenos se hacen resistentes a los mismos.

Existen variados mecanismos básicos a partir de los cuales los antimicrobianos ofrecen resistencia a los antimicrobianos:

1. Fracaso en la penetración del antimicrobiano a través de la membrana externa

Tal es el caso de la resistencia observada en los gérmenes Gram negativos frente a la Penicilina. En estos casos la membrana externa de los mismos actúa como una barrera muy eficiente a la penetración del antimicrobiano, debido a la presencia de lipopolisacáridos compuestos por moléculas de hidrocarburos que impiden la entrada del medicamento al interior de la célula bacteriana.

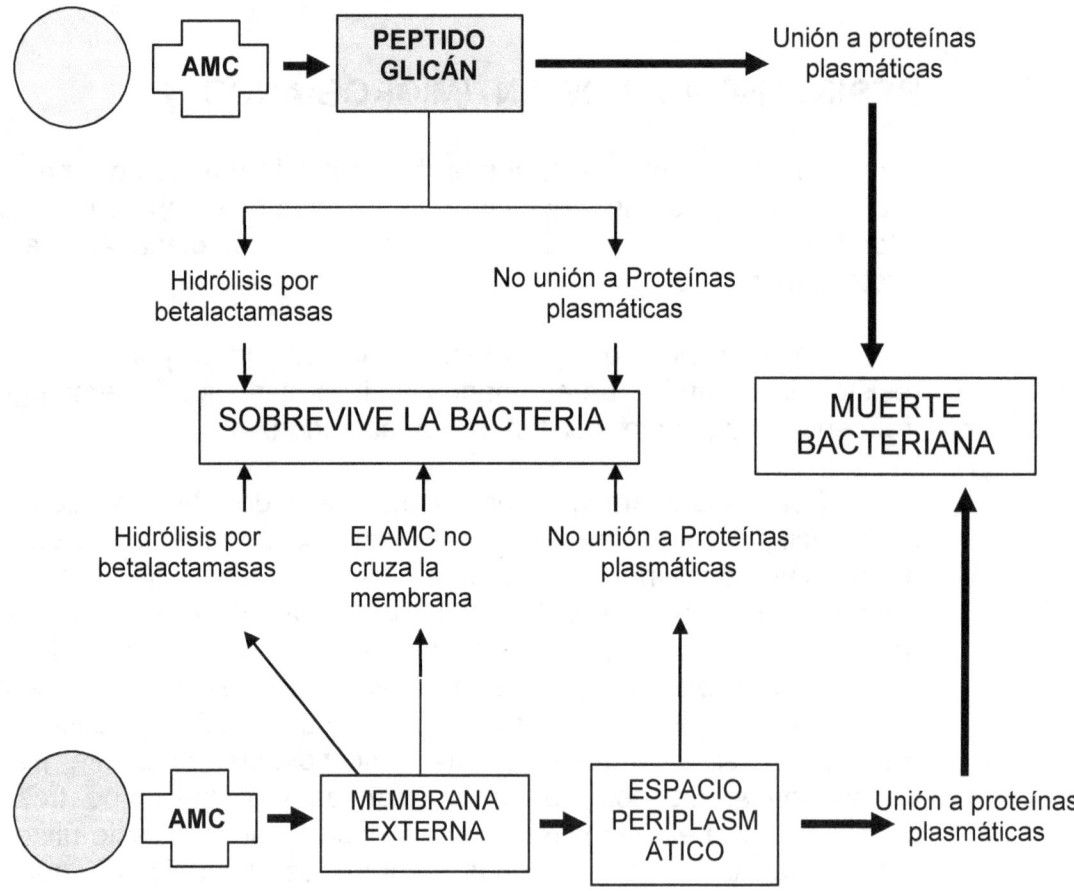

Mecanismos de resistencia bacteriana frente a los antimicrobianos que actúan sobre la pared celular

Por otro lado, esta penetración de los betalactámicos requiere, obligatoriamente, del paso del medicamento a través de los canales de porinas (poros) existentes en la membrana externa. La mutación de las proteínas porinas puede hacer que el organismo se convierta también en resistente a estas drogas. Un ejemplo de este tipo de mecanismo de resistencia se observa en la Pseudomona Aeruginosa al Imipenem.

2. Fracaso de la unión del antimicrobiano con el sitio diana

En bacterias Gram negativa, la resistencia a los betalactámicos está relacionada con una disminución en la afinidad de las proteínas fijadoras de penicilinas (PFP) por estos antimicrobianos o con un cambio en la cantidad de PFP que producen estas bacterias. Este mecanismo es responsable de la resistencia de los Estafilococos a la Oxacilina y de la resistencia a la Penicilina en Estreptococos Pneumoniae.

Neisseria Gonorrhoeae, Neisseria Meningitidis, Haemophylus Influenzae y Estreptococos Pneumoniae son ejemplos de gérmenes que se han vuelto resistentes a gran cantidad de betalactámicos al incorporar en sus genes plásmidos de resistencia que transportan información para disminuir la afinidad de las PFP con estos antimicrobianos.

3. Hidrólisis por betalactamasas

Las características particulares de la membrana externa de los gérmenes Gram negativos ya explicadas con anterioridad obligan, como hemos dicho, a que los betalactámicos solo puedan acceder al interior de la célula por los poros de la membrana. Sin embargo, una vez lograda su penetración al espacio periplasmático tienen que enfrentarse a la hidrólisis de las enzimas betalactamasas que, en estos casos, son estratégicamente situadas entre la membrana externa y las PFP. En esta posición, estas enzimas pueden destruir las moléculas de antimicrobianos secuencialmente mientras estas penetran por el poro, como si fuesen francotiradores con abundantes municiones que apuntan a blancos que atraviesan un solo punto de entrada. Esto ocurre, por ejemplo, frente al Ampicillín en cepas de E. Coli productoras de betalactamasas.

Puesto que estas potentes betalactamasas se encuentran presentes en plásmidos y pueden ser intercambiadas entre especies bacterianas diferentes, es posible que la utilidad de los antimicrobianos betalactámicos se vea limitada en un futuro no muy lejano. Esto cobra mayor importancia aún al definirse esta resistencia como de tipo inducida o transitoria, es decir, aparece frente al uso repetitivo y prolongado de estos tipos de antimicrobianos (presión selectiva). Las Cefalosporinas son las drogas más expuestas a esta expresión de resistencia debido al incrementado uso que se les da, por sus magníficas características.

Entonces podemos decir que: los principales responsables de la resistencia en incremento a las Cefalosporinas, incluso hasta las más recientemente salidas al mercado, son sus magnificas propiedades bactericidas de amplio espectro, lo que ha hecho que se utilicen actualmente, cada vez con mayor frecuencia, para tratar cualquier infección que no presente una evolución "normal" aunque la misma sea posible resolverla con otro tipo de antimicrobianos menos potentes

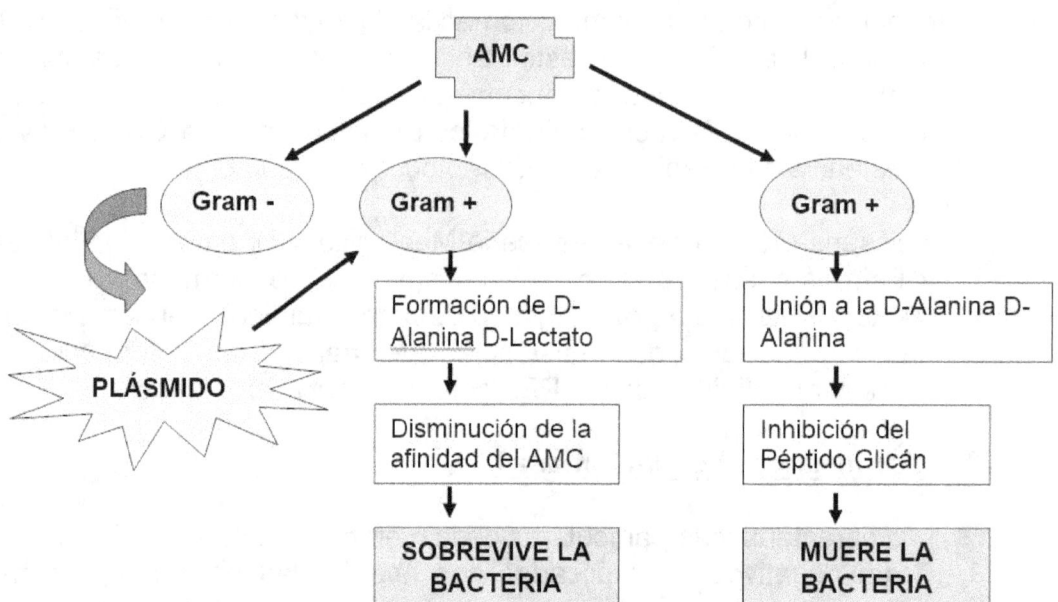

Mecanismo de resistencia bacteriana a la Vancomicina

La resistencia a este antimicrobiano se produce por cambios en el sitio blanco de la droga (presencia de D-lactato en vez de D-alanina) que altera la cadena lateral terminal o por producción de una proteína que interfiere con la unión del antimicrobiano a su lugar diana.

En 1999 se decía que la resistencia a la Vancomicina entre las bacterias Gram positivas no era común. En el 2001 ya se reportan brotes de Estafilococos Epidermidis y Stafilococcus Aureus resistentes a este antimicrobiano, así como un incremento de esta resistencia en otras especies Gram positivas que antes eran sensibles.

Esta progresiva y rápida proliferación de resistencia entre los Gram positivos a este antimicrobiano ha obligado a tomar estrictas medidas de control con su uso, sobre todo en medios hospitalarios donde se han aislado plásmidos que en sólo una hora transmiten el gen de resistencia a otras especies de bacterias presentes en el medio.

4. Inactivación del Antimicrobiano mediante la destrucción o la modificación del mismo

Algunos ejemplos de este mecanismo son las betalactamasas y las enzimas inactivadoras de los Aminoglucósidos. Otros ejemplos de este mecanismo son: La producción constitutiva de acetiltransferasa de Cloranfenicol (CAT-Asa) mediada por plásmidos de resistencia o cromosómicamente que luego provoca mutantes con valores más altos de resistencia.

Incluso ésta relación entre CAT-Asa mediada cromosómicamente y la mediada por plásmides puede entrelazarse a veces por recombinación o por transposición.

En el caso de los Aminoglucósidos se han descrito tres modificaciones enzimáticas mediadas por plásmidos:

- Fosforilación de grupos hidroxilo (-OH) con ATP como donador de fosfato.
- Acetilación de grupos amino (-NH2) con acetil-CoA como donador de acetil.
- Adenilación de grupos hidroxilos con ATP como donador de adenilo.

Tales modificaciones suelen originar resistencia de las bacterias productoras de enzimas para dicha droga. También en este grupo se conoce que más del 80% de los S. Aureus en USA son resistentes a la penicilina debida a producción inducible por plásmides de Penicilinasa que hidroliza el anillo betalactámicos que existe en el antimicrobiano, provocando su inactivación.

5. Disminución de la permeabilidad como prevención del acceso al blanco

Puede ser de dos tipos:

- **Natural**: Como se conoce los betalactámicos ejercen su efecto antibacteriano básicamente inhibiendo la transpeptidasa, por lo cual, inhiben la síntesis de la capa de péptido Glicán de la pared celular. Si recordamos que los bacilos Gram negativos tienen esta capa entre una cubierta externa que contiene lipopolisacáridos y proteínas y una membrana interna citoplasmática de fosfolípidos podemos deducir que junto a estas transpeptidasas de la pared, existen allí otras enzimas que también son inhibidas por los betalactámicos.

   Ahora bien, para alcanzar cualquiera de estas proteínas y ejercer su acción, estos Antimicrobianos tienen que atravesar la membrana más externa de la cubierta celular que se sabe es capaz de dificultar la penetración de varias sustancias, incluyendo las Penicilinas.

Esta barrera natural es importante, no solo porque explica la resistencia absoluta o relativa a la Penicilina que presentan bacilos Gram negativos, sino también porque aumenta la resistencia de los productores de betalactamasas controlando el ritmo con el cual estos Antimicrobianos quedan a disposición de dichas enzimas.

Otro caso de barrera natural para la permeabilidad, es la que poseen los Enterococos para los Aminoglucósidos.

En la clínica estos gérmenes son muertos por concentraciones mucho menores de Aminoglucósidos que las que logran inhibirlos in vitro, al combinarse sinérgicamente con algún agente que interfiera con la síntesis de la pared celular. El mecanismo de esta sinergia se ha comprobado que incluye un aumento de la captación y la acumulación del medicamento por la bacteria, permitiendo así que atraviese lo que en otro caso sería una barrera muy eficaz de permeabilidad.

- **Adquirida:** La resistencia a Tetraciclinas mediada por factores R en bacilos Gram negativos y en S. Aureus incluye una disminución inducible de la captación del medicamento.

  Informes de la existencia de una nueva proteína en membranas de E. Coli que contiene factor R para Tetraciclinas, en minicélulas incubadas en presencia del antimicrobiano, sugiere que esta resistencia inducible pueda incluir la síntesis de una nueva proteína que actúa a nivel de la membrana celular disminuyendo la penetración o aumentando la salida del antimicrobiano.

6. **Alteración del sitio blanco del antimicrobiano**

En estos casos pueden ocurrir diferentes variantes que traen consigo la resistencia:

a) Aumento de la concentración de sustancias competitivas: Como ocurre con los Sulfamídicos que ejercen su acción estableciendo competencia con el PABA para la enzima dihidropteroato-sintetasa, que interviene en la primera etapa de la síntesis del ácido fólico. Existen cepas de S. Aureus que son resistentes a estos Antimicrobianos porque producen hasta veinte veces más PABA que sus contrapartidas sensibles, y por lo tanto superan la inhibición competitiva de estos medicamentos.

b) Síntesis de una zona blanco resistente: En muchas bacterias ocurren cambios ribosomales al ser expuestas in vitro o in vivo a la

Estreptomicina. Esta resistencia resulta del cambio de un solo aminoácido en una proteína de la sub-unidad ribosomal 30s, al que, normalmente se fija la droga. Esto impide la fijación con la consiguiente inhibición de la síntesis proteica y la lectura equivocada del código genético. Otras veces la resistencia ribosomal frente a Macrólidos depende de la alteración del ARNr, específicamente la metilación de una secuencia de Nucleótidos ribosomales 23s disminuyendo la fijación de estos antimicrobianos al ribosoma 50s como sucede en el S. Aureus. También una zona blanco resistente puede presentarse por una disminución de afinidad de la dihidropteroato-sintetasa, pero una afinidad sin cambios para el PABA; lo cual significa, que la capacidad de medicamentos como las Sulfas para servir como producto de la competencia queda perturbada como lo sugieren estudios realizados en Neumococos, Gonococos y Meningococos.

c) <u>Síntesis de zonas blanco alternativas</u>: Estudios realizados han demostrado que factores R pueden originar la síntesis de una enzima alternativa que evita la acción inhibidora de una droga sobre la enzima cromosómica. Varias especies de bacilos Gram negativos con factores R para los Sulfamídicos presentan dos enzimas dihidropteroato-sintetasa fáciles de separar por sus propiedades físicas. Una está medida por plásmidos, por lo que resiste a los efectos inhibidores in vitro sobre la síntesis del ácido Fólico; otra es de tipo "Salvaje", mediada cromosómicamente y sigue conservando su susceptibilidad para estos efectos inhibidores.

De lo dicho, cabe deducir claramente que son muchos y diversos los mecanismos por virtud de los cuales las bacterias pueden resistir la acción de los antimicrobianos. En algunos casos representan procesos ya existentes en la naturaleza. La aparición de gérmenes resistentes en muchos, quizás en la mayor parte, representa el resultado final de la presión selectiva por la amplia utilización de Antimicrobianos.

Está comprobado que hoy por hoy la única solución práctica para el problema de la aparición de resistencia bacteriana es controlar el empleo indiscriminado de antimicrobianos.

7. Bombas de eflujo.

Este mecanismo transporta el antimicrobiano desde el interior de la bacteria sin modificaciones, pero sin acción antimicrobiana. Existen bombas de eflujo multidroga en la pared bacteriana que le permiten la expulsión de los antimicrobianos. Los genes involucrados son Mef A (Neumococcus), NorA (S. aureus) y Mex (Pseudomona aeruginosa). Estos genes explican la resistencia a macrólidos y fluoroquinolonas de estos patógenos. Para combatir este tipo de resistencia se encuentran en estudio la asociación de inhibidores de las bombas de eflujo junto con el antimicrobiano.

Resistencia a antimicrobianos

Actualmente en el mundo se utilizan antimicrobianos en un 20% de los casos atendidos ambulatoriamente y en un 40% de los enfermos que requieren ingresos hospitalarios, la mayoría de los que son prescritos, no son necesarios o se administran en dosis inapropiadas. De igual forma, demasiado frecuentemente son indicados antimicrobianos para el tratamiento de infecciones menores o producidas por Virus como el Resfrío Común.

En la agricultura también están presentes estas sustancias, formando parte de herbicidas y otros productos ampliamente utilizados en la misma. En la ganadería, la industria alimenticia, etc. también juegan su papel. Por ejemplo, la veterinaria, en ocasiones, los utiliza indiscriminadamente; tanto para prevenir o tratar enfermedades, como para estimular el crecimiento de la masa animal. Sus residuos pueden obtenerse en las carnes, leches y sus derivados u otros productos destinados al consumo humano, representando un peligro potencial para nuestra salud y fomentando ilimitadamente la resistencia a los mismos.

Todas estas situaciones han provocado cambios importantes en algunos conceptos: Decir hoy que los microorganismos son la causa de las infecciones es inadecuado e incompleto; pues se ignora de esta forma la influencia de quien los recibe; en este caso el hombre, el medio circundante, y el ambiente social y físico en que nos desarrollamos. Vale recordar la íntima relación existente entre microorganismo, huésped y antimicrobiano. En esta trilogía, los primeros han desarrollado una extraordinaria capacidad para oponerse a su destrucción creando mecanismos destinados a inhibir o destruir al antimicrobiano.

Tal es así que, en estudios realizados, se ha podido comprobar que el S. Pneumoniae en solo 6 años aumentó progresivamente la resistencia a la Penicilina y ascendió en un 32% la susceptibilidad intermedia. Sin embargo, lo más alarmante es lo que está sucediendo a nivel comunitario con esta misma droga, donde la resistencia obtenida en 1 año en portadores, es ya de un 61,4%.

En el caso del H. Influenzae tipo b (Hib), antes de aplicar la vacuna en Cuba representaba el agente etiológico de más del 33% de las Meningitis bacterianas. En 1999, después de la aplicación de la vacuna, la morbilidad descendió en un 59%, pero el germen ha ido mostrando alta resistencia, inclusive, a drogas como la Ceftriaxona y ya un 40% de sus cepas presentan actividad betalactámica. Las cepas no capsuladas de este germen en niños portadores se observan con una resistencia más alta que las cepas capsuladas para la Tetraciclina y el Cloranfenicol.

La Shigella está presentando un incremento estadísticamente significativo de la resistencia al Acido Nalidíxico, droga que se utiliza como de elección para combatirla. A la Gentamicina, este germen muestra una resistencia de un 2,5% y al resto de las drogas probadas no se observan cambios en su patrón de resistencia.

Otras investigaciones demuestran que la S. Typhi ha mostrado en nuestro país resistencia de un 21-22% al Cloranfenicol, de un 41-46% al Trimetropín, de un 12% al Acido Nalidixico y viene desde 1997 incrementando sistemáticamente su resistencia a la Ampicilina. También la N. Meningitidis tipo b presenta hoy resistencia a la Penicilina de un 88,9%.

Si bien es cierto que los patrones de resistencia de nuestro país con los de otros países del mundo, son bien diferentes, pues aún la crisis no nos afecta en la misma cuantía que está afectando ya otros lugares, no estamos exentos de que el fenómeno siga progresando y nos veamos de pronto frente a un callejón sin salida.

Está demostrado que la respuesta adaptativa de los gérmenes responde a la presión selectiva impuesta sobre ellos por los antimicrobianos y no cabe dudas de que hasta ahora, esa respuesta ha sido más rápida, eficaz y sólida que las manipulaciones realizadas por el hombre en la estructura química de las moléculas antimicrobianas para obtener nuevos productos capaces de combatirla.

BIBLIOGRAFÍA

- Infectología Pediátrica. Resistencia de los betalactámicos a los gérmenes Gram positivos. Vol. IV Clin Med Norteam, 1997.
- Murray P.R. Medical microbiology. 4ta ed. Ed. Mosby. Vol. 4: 195-395, 2002.
- Goodman and Bilman. Las bases farmacológicas de la terapéutica. Vol II 9 ed (2): 1996.
- Monthly. Over us antibiotic. Prescribing referentes. Ed. Sales-Sataff. 188-208, 2005.
- Jawetz E et al. Microbiología médica. 15ta ed. México, DF Ed. El Manual Moderno SA, 1996.
- Rudolph H. Antibacterial therapy. 20th ed. Ed. Appleton and Lange. 444, 1996.
- Llop H. A, Valdés-Dapena V. Ma. M. Microbiología y Parasitología médicas Ed. Ecimed. Tomo I. 81-99, 2001.
- Alarma por el aumento de la resistencia bacteriana. Información para el desarrollo de la salud en América. Ed. El Hospital (issn) Vol. 6 (4): 2005.
- Llop H. A. et al. Resistencia a los antimicrobianos y vigilancia microbiológica en Cuba. En: Resistencia antimicrobiana en las Américas: Magnitud del problema y su contención. Ed. OPS/HCP/HCT/163/2000; 116-123.
- Neu H. C. The crisis of antibiotic resistance. Science 1992;257:1064-1073.
- Ramírez M.M, Marrero M, Monté R.J, et al. Resistencia a la Ampicilina mediada por plásmidos R en cepas de Shigella flexneri. Rev Cub Med Trop 1994;46:148-151.
- Grady R. Pediatr Infect Dis J. 22,1128,2003.
- Payen S, Serreau R, Munck A, et al. Antimicrob Agents. Chemother, 47, 3170, 2003.
- Huy G, D'haene K, Collard J M, Swings J. Appl Environ Microbiol, 70, 1555, 2004.

Capítulo 4

Microorganismos multidroga resistentes

Los microorganismos multidroga resistentes (MMdR) tienen importantes implicaciones en el control de las infecciones, sin embargo a pesar del peligro que representan para las instituciones de salud y la comunidad, dado que se ha demostrado su diseminación desde los centros de salud al medio ambiente comunitario; el problema no ha sido bien enfocado y ha recibido una atención limitada, quizás porque muchos profesionales auguran una pronta detención del problema pero, la realidad es bien desalentadora al observarse un crecimiento exponencial del fenómeno de resistencia a los antimicrobianos por los microorganismos.

La experiencia acumulada sobre estos microorganismos ha suministrado la información necesaria para el esclarecimiento de las vías de transmisión y medidas efectivas de control y prevención. Aunque inicialmente vinculada y restringida a los hospitales, la emergencia y transmisión de MMdR afecta hoy a todas las instituciones de salud, centros dedicados al cuidado prolongado de personas y la comunidad. La severidad y extensión de las enfermedades causadas por estos microorganismos varían según las poblaciones afectadas y las instituciones donde estos se aíslan. Con respecto a las instituciones estas varían ampliamente en su estructura física y características funcionales. Debido a ello, el enfoque para la prevención y control de estos patógenos necesita ser adaptado a las necesidades específicas de cada población e institución.

La prevención y control de MMdR constituye una prioridad mundial que necesita, de forma urgente, que los gobiernos, instituciones de salud y empresas propias o no del sector de la salud, asuman con responsabilidad el problema. Las administraciones de salud e instituciones deben asegurarse que las estrategias sean implementadas de forma apropiada y con apego a las normas; evaluar regularmente su efectividad y ajustarlas a fin de lograr una disminución sustancial de la incidencia de estos microorganismos.

Para hacer sostenible la prevención y control de MMdR se requiere de actualizaciones, directivas y circulares administrativas y científicas. Los profesionales y personal que labora en el sector de la salud son más receptivos y se adhieren más a las recomendaciones para la prevención y control de las infecciones cuando existen directivas organizacionales.

El siguiente artículo brinda una guía para la implementación de estrategias y prácticas para la prevención de MMdR.

Definición:

Los MMdR son los microorganismos resistentes a más de un grupo de antimicrobianos.

Aunque el nombre de ciertos MMdR describe la resistencia a un solo agente (ej. SAMR), estos patógenos son frecuente resistentes a la mayoría de los antimicrobianos disponibles y por ello requieren especial atención en las instituciones de salud. De particular interés son las cepas SAMR, ERV y BEGN, entre los que se incluyen los productores de ß – lactamasas de espectro extendido (BLEE) y otros que son resistentes a varios grupos de agentes antimicrobianos. Por solo mencionar algunos ejemplos se encuentran: E. coli, Klebsiella pneumoniae y Acinetobacter baumanii resistentes a todos los antibióticos o a todos excepto Imipenem y microorganismos como Stenothrophomonas maltophilia, Burkhordelia cepacea y Raestonea picketti que son intrínsecamente resistente a todos los antimicrobianos de espectro ampliado. En algunos centros dedicados al cuidado de pacientes crónicos o sin amparo filial, existen gérmenes que han cobrado importancia epidemiológica, tal es el caso del Streptocccus pneumoniea multidroga resistente; que son resistentes a penicilinas, macrólidos y quinolonas; cepas de S. aureus con sensibilidad disminuida o resistentes a la vancomicina (VISA y VRSA).

Importancia clínica de los microorganismos multidroga resistente.

Las infecciones por MMdR tienen expresión clínica similar a las infecciones causadas por microorganismos sensibles. Sin embargo, las opciones terapéuticas para pacientes con infecciones por MMdR son extremadamente límitadas. Solo la vancomicina ofrecia la mayor efectividad y seguridad terapéutica ante infecciones potencialmente letales por SAMR, poco tiempo después aparecieron las infecciones producidas por Enterococcus resistentes a la vancomicina (ERV). Y aunque hoy se dispone en el mercado internacional de nuevos antibióticos para el tratamiento de las infecciones por SAMR y ERV; la resistencia a cada uno de estos nuevos agentes emerge en las cepas aisladas de diferentes muestras clínicas. De igual forma, las opciones terapéuticas son también limitadas para las infecciones producidas por BEGN productores de BLEE.

Las infecciones producidas por estos microorganismos llevan implícita prolongadas estadías hospitalarias con incremento de los costos y mortalidad. La resistencia a la vancomicina constituye un factor predictor de mortalidad en las bacteriemias por Enterococcus. Por su parte, los pacientes colonizados por SAMR desarrollan con más frecuencia infecciones sintomáticas con un aumento de las tasa de mortalidad principalmente cuando producen bacteriemias e infecciones de la herida quirúrgica. Este desenlace pudiera deberse a un retardo en la prescripción de vancomicina, disminución de la susceptibilidad a la vancomicina o bacteriemia persistente asociada con características intrínsecas de ciertas cepas de SAMR.

Epidemiología.

La prevalencia varía ampliamente de una zona geográfica a otra, con el tiempo y el hospital. El tipo de cuidados brindado también influye en la prevalencia. La multidroga resistencia es mayor en los hospitales con terapia intensiva, unidades cardiovasculares y de transplante que aquellos que no poseen estos servicios especiales. De igual forma la prevalencia de MdR es mayor en los grandes hospitales.

En el año 2000 se encontró que 4 % de los pacientes estaban colonizados por SAMR o EVR; 10. 2 % fueron colonizados por BEGN productores de BLEE.

Independientemente de que las evidencias indican que la MdR es mayor en los hospitales de adultos, esta requiere esfuerzos similares de prevención y control en las instituciones pediátricas.

En los últimos años la prevalencia de MMdR en hospitales y centros médicos ha aumentado exponencialmente en la mayoría de los países. En Estados Unidos, a inicios de la década de los 90, el SAMR representaba el 20 al 25 % de los S. aureus aislados de pacientes hospitalizados; en el 2003 los SAMR alcanzan el 59.5 %. Un patrón de incremento similar en la multiresistencia se ha observado para Enterococcus, K. pneumoniae, P. aeruginosa y E. coli. En el hospital donde laboramos ha ocurrido un fenómeno similar observándose una prevalencia de SAMR de 55.6 %. La E. coli, germen que hasta hace menos de una década mostraba excelentes patrones de susceptibilidad a la mayoría de los antibióticos ß – lactámicos y trimetropin – sulfametoxazol; en el 2010, mostró elevados índices de resistencia a penicilinas, cefalosporinas y carbapenémicos, evidenciando la circulación de cepas productoras de BLEE. De igual manera, ha ocurrido en los gérmenes aislados de pacientes con infecciones nosocomiales. El dato más alarmante es el aislamiento de BEGN resistente a la mayoría de los antimicrobianos disponibles para su tratamiento.

Resistencia bacteriana.

Por medio de selección e intercambio de elementos genéticos de resistencia, los antimicrobianos promueven el surgimiento de cepas bacterianas polifarmacoresistentes, se reduce la proliferación de microorganismos de la flora humana normal sensible al medicamento administrado, pero las cepas resistentes persisten y pueden a llegar a ser endémicas del hospital. El uso generalizado de antibióticos para tratamiento o profilaxis es el principal factor determinante de resistencia. La prescripción, muchas veces indiscriminada, de antimicrobianos favorece el surgimiento de bacterias resistentes y multiresistentes, las cuales se han propagado en forma exponencial en las instituciones de salud. Hoy día muchas cepas de neumococo, Staphilococcus, Enterococcus y bacilus tuberculosis son resistentes a la mayor parte o la totalidad de los antibióticos que un día fueron efectivas para combtirlas.

En muchos hospitales son prevalentes Klesiellas y Pseudomonas multidroga resistentes. Este problema reviste importancia critica vital en los países en vías de desarrollo, donde quizás no se dispone de los antibióticos de segunda línea, más costosos o, si los hay, su precio es inasequible.

¿Por qué los MMdR constituyen un problema de la salud pública?

1. Aumento exponencial de la resistencia bacteriana a los antimicrobianos más novedosos y de amplio espectro.

2. Emergencia y re emergencia de microorganismos.

3. Un mayor número de personas viven en condiciones de hacinamiento.

4. Mayor frecuencia de deficiencia inmunológica (edad, enfermedades, malnutrición, tratamientos).

5. El desarrollo de resistencia bacteriana es inversamente proporcional al descubrimiento de nuevos agentes antimicrobianos.

6. Aumento de la morbilidad y mortalidad.

7. Gran repercusión económica. La crisis económica mundial ha encarecido los costos de las materias primas y por tanto de la producción y los precios del mercado; obligando a los gobiernos al desembolso de grandes sumas de dinero que redundan en un encarecimiento de la salud.

Las personas están en el centro del fenómeno.

a. Como principal reservorio y foco de microorganismos

b. Como principal trasmisor, sobre todo durante el tratamiento.

c. Como receptor de microorganismos, con lo que se convierten en un nuevo reservorio.

Fig. 4.1 Patógenia de las infecciones por MMdR

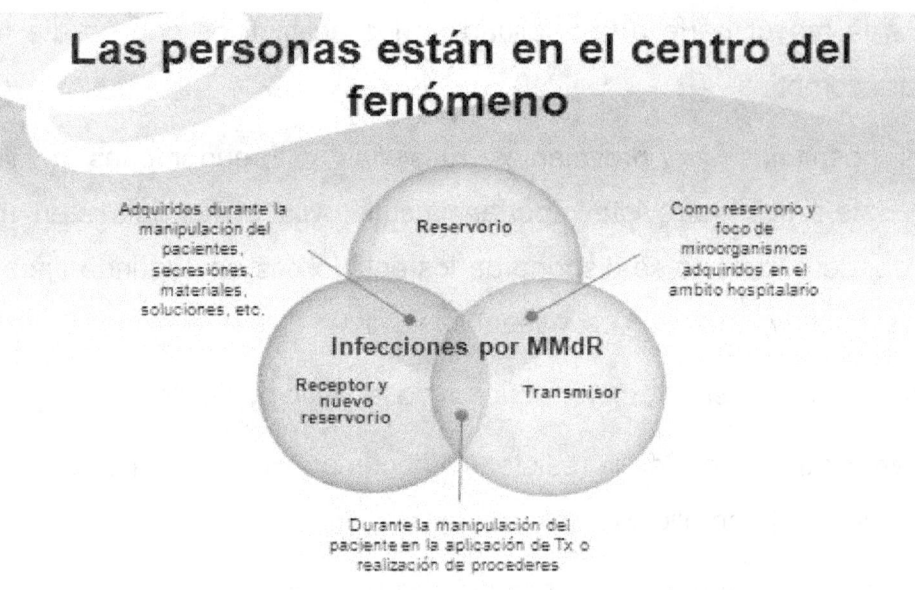

Fig. 4.2 La vigilancia de los MMdR es un proceso circular.

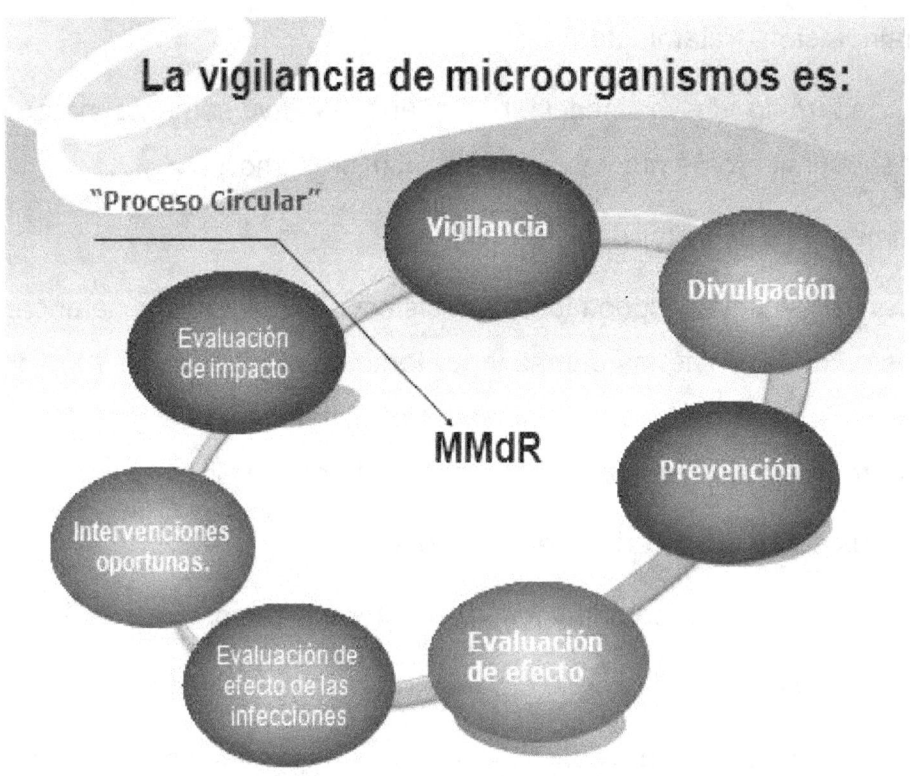

Prevención y control.

Prevención de infecciones.

Previniendo las infecciones se reducirá la de MMdR, en los centros de salud. La prevención de resistencia antimicrobiana depende de apropiadas guías de buenas prácticas clínicas, que deben ser incorporadas a la atención de todos los pacientes. Estas incluyen un óptimo cuidado de los catéteres urinarios y vasculares, prevención de las infecciones del tracto respiratorio inferior en pacientes ventilados o traqueostomizados, diagnóstico etiológico oportuno y selección y utilización juiciosa de antimicrobianos.

Por tanto el control de los MMdR incluye cuatro estrategias básicas.

1. Prevención de la infección.

2. Diagnóstico y tratamiento oportuno, precoz y adecuado.

3. Uso prudente de antimicrobianos.

4. Prevención de la transmisión.

Prevención y control de la transmisión de MMdR.

a) Lavado de manos.

b) Utilización de barreras ante el contacto (guantes, mascarillas naso – buco y sobrebatas) a menos que los cultivos sean negativos.

c) Activa vigilancia epidemiológica de las infecciones.

d) Educación sanitaria al personal médico, paramédico, de servicio, pacientes y familiares.

e) Incrementar la limpieza y desinfección del medio ambiente hospitalario. Conocimiento y uso adecuado de la política de desinfección hospitalaria.

f) Mejoría de la comunicación e información de pacientes con MMdR dentro y entre los proveedores de cuidados de la salud.

Intervenciones para el control.

a) Apoyo administrativo.

a. Implementar sistemas que aseguren una rápida y efectiva comunicación.

b. Proveer a la institución de un número suficiente de lavamanos y dispensadores de jabones y soluciones antisépticas a base de alcohol.

c. Mantener solo el personal necesario que garantice una óptima asistencia según la intensidad de los cuidados requeridos por el paciente.

d. Supervisar la adherencia a las recomendaciones prácticas para el control de infecciones.

b) Educación: difundir resultados de los estudios microbiológicos; planificar actividades de postgrado, con información actualizada de la situación epidemiológica local y nacional.

c) Juicioso uso de antimicrobianos y auditar el uso de los mismos, evaluando el apego a las guías prácticas de diagnóstico y tratamiento vigentes en la institución.

d) Vigilancia de MMdR

a. Pesquisaje de MMdR en cultivos (antibiogramas).

b. Uso apropiado de antimicrobianos en cepas multidroga resistentes y para evitar la aparición de MMdR.

   i. El uso de cualquier antibiótico debe justificarse a partir del diagnóstico clínico y de los microorganismos infecciosos conocidos o previstos.

   ii. Obtención de muestras clínicas apropiadas para examen bacteriológico antes de iniciar el tratamiento antimicrobiano.

   iii. Conocer los patrones de sensibilidad, tolerancia y costos.

   iv. Tratamiento antimicrobiano en combinación y en dosis correcta en la sepsis e infecciones graves o potencialmente graves que puedan poner en peligro la vida del paciente.

v. Tratamiento antimicrobiano en monoterapia y con espectro reducido en: infecciones leves; en infecciones moderadas, cuando se conozca el agente etiológico.

vi. Restringir el uso de determinados antibióticos.

BIBLIOGRAFÍA

1. Curtis R.J., et al.: Intensive care quality improvement: a how-to guide for the interdisciplinary team. *Crit Care Med 2006;* 34:211–218.

2. Siegel JD; Rhinehart E; Jackson M; Chiarello L and the healthcare infection control advisory committee: management of multidrug – resistant organisms in healthcare setting, 2006. http://www.cdc.gov/drugresistance/healthcare/

3. Jabeen Kausar; Zafar Afia; Hasan Rumina: Frecuency and sensitivity patterns of extended spectrum beta lactamase producting isolates in tertiary care hospital laboratory of Pakistan. J Pak med Assoc. 2005; 55: 436 – 439.

4. Berriel – Cass D; Adkins F; Jones P; Fakih M.: Eliminating nosocomial infections at ascension health. J. Quality Patient Safety 2006; 32(11): 612 – 620.

5. S. Shakil, S. Z. Ali, M. Akram, S. M. Ali, and A. U. Khana.: Risk Factors for Extended-Spectrum b-Lactamase Producing Escherichia Coli and Klebsiella Pneumoniae Acquisition in a Neonatal Intensive Care Unit. J Tropical Pediat 2010; 56(2): 90 – 96.

6. Crivaro V, Bagattini M, Salza MF, et al. Risk factors for extended-spectrum beta-lactamase-producing Serratia marcescens and Klebsiella pneumoniae acquisition in a neonatal intensive care unit. J Hosp Infect 2007; 67:135–41.

7. Bizzarro MJ, Gallagher PG. Antibiotic-resistant organisms in the neonatal intensive care unit. Semin Perinatol 2007;31:26–32.

Capítulo 5

LABORATORIO DE MICROBIOLOGÍA

Y ENFERMEDADES INFECCIOSAS

La realización de un grupo de exámenes complementarios en el paciente en que se sospecha una enfermedad infecciosa, aporta considerable ayuda al profesional de la salud y le permite, entre otras cosas, identificar el agente causal e imponer el tratamiento antimicrobiano adecuado para su erradicación.

Por todos es conocido que los agentes antimicrobianos, durante los últimos decenios, han modificado de manera radical la milenaria lucha entre el huésped y el agente invasor, al implicar un modo de ataque diferente sobre el microorganismo patógeno, lo que se une a las alteraciones que sobre este producen el pH, la temperatura y el resto de las medidas defensivas propias del huésped.

El laboratorio permite entonces la utilización de técnicas que, no solo aíslan, identifican o cultivan los microorganismos patógenos, sino que además informan sobre la susceptibilidad de los mismos frente a las drogas antimicrobianas que son utilizadas para combatirlos y también realizan determinaciones de esquemas de sensibilidad y resistencia hacia los medicamentos.

Esto ha desarrollado una nueva era en el tratamiento medicamentoso, en la cual se aprecian cada vez más los detalles de la farmacología clínica. La importancia de las pruebas de laboratorio sigue en aumento. Últimamente se han puesto a punto gran número de técnicas que han requerido grandes inversiones económicas, pero que, en contrapartida, han aportado el fruto de numerosos datos e informaciones de gran utilidad.

¿Cómo puede el médico sacar el máximo de provecho a esta ayuda, cada vez mayor, que el laboratorio le proporciona?

Sencillamente, debe estar enterado de los métodos diagnósticos que se pueden emplear para iluminar el camino de la curación.

Los invasores exógenos que producen enfermedades en el hombre forman legión, variando desde los Virus, hasta los Vermes y Taenias de tamaño realmente considerable. Algunos procesos patológicos pueden correlacionarse en cierta medida con las características del microorganismo causal. Este tipo de conocimiento es interesante y útil hasta cierto punto, pero no puede explicar totalmente la evolución clínica de la enfermedad de un paciente determinado, aunque podamos considerar algunos elementos que determinan el alcance y la naturaleza de la enfermedad bacteriana.

EL microorganismo patógeno debe lograr una relación ecológica con su huésped, de tal manera que pueda asegurar su continuidad como especie. Es decir; él debe penetrar, multiplicarse dentro del huésped y abandonarlo para penetrar inmediatamente en otro o ser capaz de sobrevivir en forma independiente.

El hombre ha utilizado las técnicas de saneamiento, asepsia y esterilización para intentar impedir la penetración en el organismo de estos agentes patógenos; así como su transmisión a otros huéspedes. Los agentes antimicrobianos, por su parte, intentan impedir la multiplicación de los microorganismos previniendo o corrigiendo los efectos nocivos de esta multiplicación.

Pero los patógenos también se enfrentan a estas acciones dirigidas contra ellos mediante sus toxinas (Endo y Exotoxinas), desarrollando resistencia o modificando sus características.

La microbiología diagnóstica ha facilitado el camino para la identificación de los gérmenes, su relación con las situaciones clínicas, la determinación de sus esquemas de sensibilidad y resistencia a los medicamentos entre otros.

A grandes rasgos la identificación de un patógeno significativo requiere que se estudie un material clínicamente adecuado, que se sigan técnicas bacteriológicas apropiadas y que los hallazgos resultantes se interpreten a la luz de principios generales y circunstancias individuales.

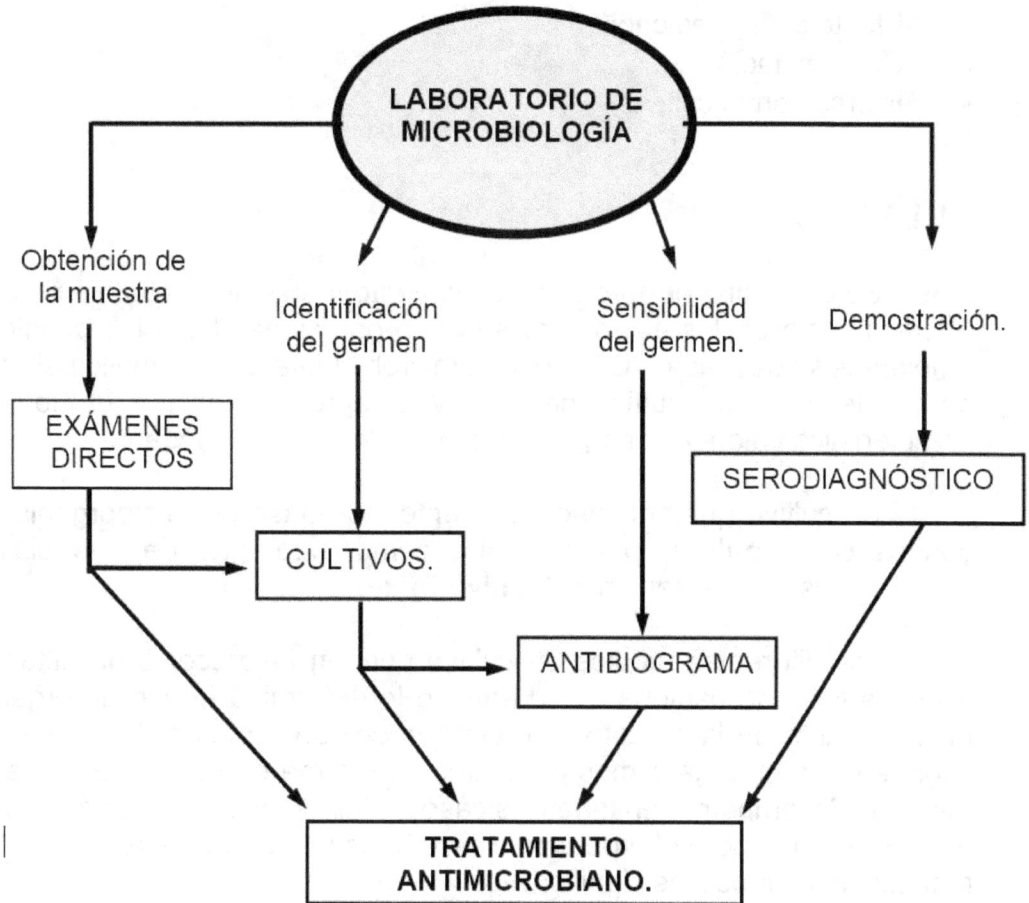

El laboratorio de microbiología como ayuda para el tratamiento antimicrobiano

Las muestras que se envían al laboratorio tienen como objeto obtener respuesta a varias preguntas:

- ¿Existe algún microorganismo presente?
- Si existe: ¿Cuáles son?
- ¿Están relacionados con la enfermedad del paciente?
- ¿Son patógenos?
- ¿Que agentes terapéuticos deben emplearse con preferencia para combatirlos?

El cultivo en los medios adecuados proporciona la respuesta más precisa a estas preguntas, pero sobre el mismo pueden influir desfavorablemente ciertas situaciones como:

- Momento de la recogida.
- Sitio de la recogida.

- Efecto de la medicación.
- Contaminación.
- Retraso en el cultivo.

CULTIVOS

Se denomina **cultivo** al procedimiento mediante el cual se promueve el crecimiento de los microorganismos, proporcionándoles las condiciones ambientales adecuadas. Casi toda la microbiología clínica implica el estudio de las técnicas de cultivo general, y el aprovechamiento de todas las características bioquímicas y morfológicas de la flora patógena.

Un cultivo que contiene solamente una clase de microorganismo se conoce como **cultivo puro**; el que comprende más de una clase de microorganismos se denomina **cultivo mixto**.

Los diferentes medios de cultivo pueden favorecer o dificultar a los distintos tipos de bacterias y su empleo lo determina el tipo de organismo más probable de la muestra. En cierta medida, el origen de las muestras sugiere los microorganismos presentes y la forma en que debe utilizarse el material. Sin embargo, en todos los casos, cuanta más información disponga el bacteriólogo sobre el problema clínico, más posibilidades tendrá de lograr resultados diagnósticos significativos.

Para estudiar las propiedades de un organismo es necesario no sólo su aislamiento a partir de una población microbiana natural mixta, sino también su mantenimiento y el de su descendencia en estado aislado, en un ambiente artificial en el que se impida el acceso de otros microorganismos. Para ello se pueden utilizar los métodos siguientes:

a) **Siembra en placas:**
   La manera más fácil de obtener cultivos puros de los microorganismos que forman colonias sobre los medios sólidos, se lleva a cabo mediante la separación e inmovilización de los organismos individuales sobre o dentro de un medio nutritivo solidificado. Allí cada célula crecerá dando una colonia aislada cuya transferencia puede hacerse fácilmente. La siembra en este medio se hace por estría y se realiza empleando un asa de alambre estéril que se introduce en la suspensión original para luego hacer una serie de estrías paralelas, no superpuestas, sobre la placa. Este método, por lo general, es satisfactorio para el aislamiento de bacterias y hongos

b) **Dilución:**
   Es el método más sencillo de aislamiento en medios líquidos muy utilizado para el aislamiento de protozoos y que consiste en, utilizando una suspensión del microorganismo, realizar una dilución en serie utilizando

un medio estéril y se inocula un gran número de tubos con el medio de cultivo, con partes alícuotas de cada una de las diluciones sucesivas. Como resultado de esto, si un tubo muestra algún crecimiento subsiguiente, existe una elevada probabilidad de que este crecimiento sea la introducción de un solo organismo.

c) **Aislamiento microscópicamente controlado:**

La microscopía es la ciencia que se ocupa de los usos y de las aplicaciones interpretativas de los microscopios, los cuales hacen posible que partículas muy pequeñas sean percibidas por el ojo humano. El desarrollo científico-técnico en este campo ha ido marcando hitos de avance en el conocimiento de los organismos vivos imperceptibles por el ojo humano a simple vista y ha logrado cumplimentar dos objetivos principales: formar una imagen aumentada con la menor cantidad posible de defectos ópticos y lograr el contraste para garantizar la identificación de gérmenes, sus diferentes estructuras, características morfológicas, etc., mediante la utilización de sustancias colorantes. Existen diferentes tipos de microscopios y de colorantes utilizados en la identificación de los microorganismos:

1. Microscopios:
    - Luminosos simple
    - Luminoso compuesto
    - De contraste de fases
    - De campo oscuro
    - Por fluorescencia
    - Electrónico
2. Colorantes:
    - Coloraciones simples
    - Coloraciones compuestas o diferenciales
      - Coloración de Gram
    - Coloración de microorganismos acidorresistentes
      - Coloración de Ziehl-Neelsen
      - Coloración de Kinyoun
    - Coloraciones negativas
    - Coloraciones para demostrar estructuras de los microorganismos:
      - Coloración de cápsulas
      - Coloración de flagelos
      - Coloración de esporas
      - Coloración de gránulos metacromáticos
      - Coloración de núcleo
    - Otras coloraciones

Es importante que, aun cuando se cuente con estos medios y técnicas para el aislamiento e identificación de gérmenes, el tiempo que el médico dedique a exponer, en breve referencia clínica, la situación concreta del paciente en la solicitud del examen pueda dar como resultado una interpretación más rápida y mejor de los cultivos.

En el examen directo, mediante microscopia, es posible descubrir la presencia de productos o los antígenos del microorganismo infectante por métodos inmunológicos, cromatrográficos y de otros tipos. En el examen directo de las muestras clínicas y el estudio citoquímico se puede investigar la existencia de microorganismos, células inflamatorias, proteínas y glucosa; brindando una valiosa ayuda diagnóstica al proporcionar al médico una evidencia preliminar o definitiva del microorganismo infactante; facilitando la elección de la terapéutica adecuada y oportuna.

El procedimiento microscópico que se efectúa con mayor frecuencia es el de frotis teñido con coloración de Gram, de gran utilidad en el diagnostico etiológico de la meningitis bacteriana por Haemophilus influenzae, Neisseria Meningitidis o Streptococcus pneumoniae. Cuando el diagnóstico de meningitis ha sido precoz, los frotis de líquido cefalorraquídeo a partir de material centrifugado incrementa la positividad. El examen de muestras de las vías respiratorias inferiores tiene utilidad en el tratamiento inicial de las neumonías. Una muestra de vías respiratorias que presente células inflamatorias, principalmente polimorfonucleares, merece ser cultivada.

El examen directo, utilizando coloraciones especificas y especiales, es útil en el diagnostico de enfermedades causadas por: M. tuberculosis, Bordatella pertusis, Francisella tularensis, Legionella pneumophila, Pneumocystis jirovesi, Clamydia y Plasmodium.

SENSIBILIDAD DEL MICROORGANISMO INFECTANTE

Su determinación sólo debe realizarse en cultivos puros de microorganismos, debido a que los resultados de los cultivos mixtos pueden ofrecer información equivocada o también presentar el inconveniente de que sus resultados no se obtienen hasta 36-48h después de haberse tomado la muestra inicial.

Uno de los métodos más comunes para determinar la sensibilidad bacteriana a los antimicrobianos es el método de difusión del disco, por lo fácil de su realización, bajo costo y que proporciona datos en un plazo de 18-24h. Sin embargo, el mismo es sólo semicuantitativo y no es útil en el caso de microorganismos de crecimiento lento y difícil; además de que no se ha estandarizado en forma adecuada en lo referente a bacterias anaerobias. Sus resultados suelen informarse en términos de: sensible, resistente e intermedio, indicando esto último que, bajo ciertas circunstancias los antimicrobianos podrían inhibir al microorganismo en cuestión.

Los datos cuantitativos sobre sensibilidad se determinan mediante técnicas de microdilución en Caldo o en Aggar, que detectan la concentración más baja del antimicrobiano que previene una proliferación visible después de una incubación de 18-24h. [Concentración inhibitoria mínima (MIC)]. Generalmente se considera que un microorganismo es sensible cuando la MIC es, cuando menos, una cuarta parte de la concentración sérica máxima que se obtiene fácilmente con el antimicrobiano. Con estos métodos también se habla de otros conceptos importantes como: Concentración Bactericida Mínima (MBC) o Concentración Letal Mínima.

Es importante reconocer el hecho de que las pruebas de sensibilidad requieren interpretación y juicio clínico. Ellas tampoco identifican las subpoblaciones resistentes, lo que es muy importante cuando la resistencia a un antimicrobiano es causada por una enzima que es reprimida normalmente en ausencia de dicho producto.

Las indicaciones para vigilar las concentraciones séricas de los antimicrobianos difieren, según los productos y las situaciones clínicas. En general, vigilar sistemáticamente estas concentraciones no está justificado. Esto se aplica especialmente a pacientes en quienes los antimicrobianos son bien tolerados y la infección responde rápidamente, o por el contrario, la vigilancia puede ser útil en pacientes seleccionados cuya infección persiste a pesar del tratamiento, que presentan síntomas y signos sospechosos de toxicidad o en aquellos casos en que se utilizan drogas con un margen estrecho entre el valor de eficacia terapéutica y el de toxicidad; como ocurre con los Aminoglucósidos.

PRUEBAS SEROLÓGICAS

El serodiagnóstico se basa en el principio según el cuál, la reacción entre un Antígeno y un Anticuerpo causará un acontecimiento que puede registrarse.

Aunque con los años las técnicas se han refinado, los fines perseguidos se mantienen sin cambios: Identificar un Antígeno (Ag) o un Anticuerpo (Ac) para ayudar a determinar la importancia etiológica del microorganismo particular y medir la respuesta inmunológica al mismo. Es conveniente aclarar que los resultados de estas pruebas solas, raramente bastan para establecer el diagnóstico. Además, una sola determinación de Anticuerpos tiene poco valor, pues no brinda indicación sobre la cronología de la infección, teniendo que haber un aumento al cuádruplo del título entre muestra aguda y convaleciente para confirmar la presencia de una infección

La interpretación de un método particular de serodiagnóstico debe basarse en dos conceptos importantes:

- **Sensibilidad:** Es la medida de la capacidad que tiene un método de ser positivo en personas que se sabe sufren la enfermedad.

- **Especificidad:** Es el reflejo de la capacidad de la prueba para ser negativa en individuos que no sufren la enfermedad.

Con el perfeccionamiento de las pruebas de Neutralización, unido al desarrollo de técnicas por Anticuerpos fluorescentes y con la esperanza de lograr una quimioterapia Viral eficaz, el Serodiagnóstico de las enfermedades virales está llamado a alcanzar en un futuro muy cercano un papel cada vez más importante.

No obstante, en el campo bacteriano, son pocos los adelantos logrados; a excepción de las enfermedades venéreas y las meningitis bacterianas, debido probablemente a que las bacterias pueden identificarse rápidamente y de manera segura con técnicas de cultivo.

Los avances en las pruebas inmunoabsorventes ligada a enzimas para detectar antígenos bacterianos por medio de anticuerpos marcados con enzimas son promisorios y ya se disponen en el comercio de varios reactivos. No obstante, en el campo bacteriano, son pocos los adelantos logrados; a excepción de las enfermedades venéreas y las meningitis bacterianas, debido probablemente a que las bacterias pueden identificarse rápidamente y de manera segura con técnicas de cultivo.

BIBLIOGRAFÍA

- Infectología Pediátrica. Resistencia de los betalactámicos a los gérmenes Gram positivos. Vol. IV Clin Med Norteam, 1997.
- Basic Laboratory Procedures in clinical bacteriology. 2da ed. Ed. McGraw-Hill, 7548-7855, 2003.
- Widmann K. F. Interpretación Clínica de las pruebas de laboratorio. Ed. Revolucionaria, 1989.
- Llop H. A, Valdés-Dapena V. Ma. M. Microbiología y Parasitología médicas Ed. Ecimed. Tomo I. 81-99, 2001.
- Murray P.R. Medical microbiology. 4ta ed. Ed. Mosby. Vol. 4: 195-395, 2002.
- Frobischer M. Microbiología. Madrid: Salvat Editores SA, 1969.
- Appelbaum P C, Bozdogan B. Cli Lab Med. 24,381,2004.
- Lorian V. Antibiotics in Laboratory Medicine. Five edition, Ed Williams & Wilkins, Baltimore, 2000.
- Behrman E R, Kliegman M R, Jenson B H. Nelson. Tratado de Pediatría, 17 edition. Ed. Elseiver, 2004.
- Gilbert N D, Moellering C R, Sande A M. The Sanford. Guide to antimicrobial Therapy. Thirty-one Edition, 2004.
- Organización Mundial de la salud. Manual de Bioseguridad en el laboratorio. Tercera edición. OMS, Ginebra, 2005.
- Transport of Infectious sustances. Geneva, Word Health organization, 2004 (http://www.who.int/csr/resources/publications/WHO-CDS-CSR-LYO-2004-9/en/).
- Furr A K. CPR handbook of laboratory safety, 5th ed. Boca Raton, FL, CRC Press, 2000.
- Courvalin P, Goldstein F, Philippon A, Sirot J. L'antibiogramme. Editions MPC-Videom, parís, Bruxelles, 1987.
- Schunemann HJ, Oxman AD, Brozek J, et al. Grading quality of evidence and strength of recommendations for diagnostic tests and strategies. *Bmj.* May 17 2008;336(7653):1106-1110.
- Del Castillo Martín F, Lodoso Torrecilla B, Baquero Artigao F, García Miguel MJ, de José Gómez MI, Aracil Santos FJ, et al. Incremento de la incidencia de neumonía bacteriana entre 2001 y 2004. An Pediatr (Barc) 2008; 68: 99-102.
- Calbo E, Díaz A, Canadell E, Fabrega J, Uriz S, Xercavins M, et al. Invasive pneumococcal disease among children in a health district of Barcelona: early impact of pneumococcal conjugate vaccine. Clin Microbiol Infect 2006; 12 (9): 867-72.
- Obando I, Arroyo LA, Sánchez-Tatay D, Tarrago D, Moreno D, Hausdorff WP, et al. Molecular epidemiology of paediatric invasive pneumococcal disease in southern Spain after the introduction of heptavalent pneumococcal conjugate vaccine. Clin Microbiol Infect 2007; 13 (3): 347-8.

Capitulo 6

POLÍTICA DE USO DE ANTIMICROBIANOS

El uso de los antimicrobianos debe ser científico y racional, es decir, responsable. El personal médico desempeña una función importante con sus conocimientos y su experiencia. Sin embargo, su aplicación no carece de problemas.

Estudios realizados al respecto han detectado diferencias en el consumo por países, regiones e instituciones, así como deficiencias relacionadas con su prescripción como:

- Utilización excesiva
- Selección inadecuada
- Dosis, tiempo y vía de administración incorrectas
- Aparición de efectos adversos evitables
- Combinaciones inapropiadas
- Desconocimiento de los patrones de resistencia
- Escasa o nula utilización de procedimientos para controlar su eficacia.

Las tendencias de prescripción y consumo pueden estar influidas por muchos factores como las preferencias del médico, la disponibilidad del medicamento e, incluso, la propaganda de la industria farmacéutica.

En muchos países se han aplicado políticas farmacéuticas nacionales con el objetivo de garantizar la calidad de la atención médica. Cuba no es la excepción. En 1996 el Ministerio de Salud Pública aplica la estrategia de la farmacoepidemiología, una de las cinco estrategias básicas que se diseñan e implementan desde años en el sistema nacional de salud.

Los propósitos fundamentales de esta estrategia son:

- Describir patrones de prescripción de medicamentos para establecer políticas de selección y uso de los mismos.
- Identificar prácticas terapéuticas subóptimas para desarrollar acciones de educación médica y regulatorias.

- Crear una estructura de formación permanente en terapéutica y brindar una información actualizada acerca de medicamentos a los prescriptores.
- Promover y coordinar investigaciones de utilización de medicamentos y farmacoepidemiología para conocer la realidad y medir el impacto de las intervenciones.

Como se puede apreciar, las políticas antimicrobianas son parte de esta estrategia nacional diseñada y en aplicación.

Conceptualmente, el término política en una de sus acepciones significa "arte de conducir un asunto para alcanzar un fin", desde el punto de vista de los antimicrobianos se define como el conjunto de actividades o tareas realizadas por un grupo multidisciplinario de profesionales, con el objetivo de lograr el uso racional de estos medicamentos en una institución y, por lo tanto, contribuir a reducir la resistencia bacteriana.

La tarea más difícil para implantar una política de antimicrobianos es sensibilizar al personal médico de su necesidad... La prescripción de antimicrobianos que realizan los facultativos es el resultado de una serie de consideraciones y decisiones relacionadas con la evolución de una enfermedad y con el papel que la droga desempeña en su tratamiento. En cada prescripción se reflejan: los medicamentos disponibles, la información que ha sido difundida acerca de ellos (que ha llegado al médico y lo que él ha interpretado) y las condiciones en que se lleva a cabo la atención médica.

La prescripción es un proceso lógico deductivo, basado en una información global y objetiva acerca del problema de salud que presenta el paciente. No debe ser considerado como un acto reflejo, una receta de cocina o una respuesta a las presiones comerciales. Después de establecido el diagnóstico definitivo se requiere de un ejercicio de inteligencia clínica para valorar cuál será la mejor estrategia terapéutica (farmacológica o no), entre todas las posibles alternativas existentes.

El uso racional de los antimicrobianos implica obtener el mejor efecto, con el menor número posible de medicamentos, durante un corto período de tiempo y a un costo razonable.

La selección correcta de un antimicrobiano se debe realizar tomando en cuenta los criterios de eficacia, seguridad, conveniencia, costo. Se debe brindar un apropiado esquema de tratamiento, de acuerdo a las características individuales del paciente para poder facilitar el cumplimiento de la prescripción.

Si importante es tomar la decisión de iniciar una terapéutica determinada, mas importante aún es garantizar un seguimiento apropiado de nuestra conducta prescriptiva y planificar una evaluación sistemática, no solo de la evolución clínica de la enfermedad, sino de las consecuencias de ese tratamiento (relación riesgo-beneficio) en la práctica clínica real.

Una vez sensibilizados los facultativos con la necesidad de implementar la política de antimicrobianos, la tarea más importante para comenzarla es obtener los mapas microbiológicos o informes de presencia y resistencia de la institución. Otras actividades no menos importantes son la creación de un grupo técnico asesor, la categorización de los antimicrobianos en: No controlados, Semicontrolados y Restringidos o de reserva. Elaborar guías internas o de tratamientos por afecciones (elección y alternativas) en cada servicio, las que pueden coincidir o no con los que aparecen en la literatura y que no son estáticas porque dependen de la situación de la resistencia bacteriana de cada lugar y cada momento en específico. Por último, se hace necesario aplicar planes educacional y de capacitación sistemática, así como implementar el control de su ejecución.

Los antimicrobianos son un recurso al que se debe acudir sólo cuando son realmente necesarios. La estrategia presente y futura para enfrentar la inmensa versatilidad de las bacterias en su afán de sobrevivir, no puede descansar únicamente en el ingenio de los investigadores para crear antimicrobianos superiores, también se deben usar de manera correcta y adoptarse las medidas que eviten la transmisión de microorganismos multirresistentes.

ASPECTOS A EVALUAR PARA IMPONER UN TRATAMIENTO ANTIMICROBIANO

En el primer Capitulo de esta revisión se dejó bien establecido que el éxito del tratamiento en las enfermedades infecciosas dependía de un complejo proceso donde interactuaban numerosos factores relacionados entre sí. Veamos con más detalle estos y otros factores también relacionados:

1. FACTORES DEPENDIENTES DEL AGENTE CAUSAL

- **Tipo de microorganismo:**
  En medicina, el término agentes patógenos se reserva para aquel que es capaz de producir enfermedad. En el terreno de las infecciones son abundantes (bacterias, virus, hongos, protozoos y helmintos). Las bacterias, además de ser un grupo heterogéneo, causan más infecciones que el resto de los microorganismos.
  Por ello es indispensable, antes de imponer un tratamiento antimicrobiano, conocer si la bacteria es:
  - Gram positiva o Gram negativa
  - Aerobia o Anaerobia

- **Sensibilidad:**

  El conocimiento de la sensibilidad in vitro del agente causal por medio del antibiograma es indispensable para imponer un tratamiento antimicrobiano efectivo. Ello permite conocer la idoneidad de uno o varios antimicrobianos para el tratamiento de una infección en particular.

  De igual forma este estudio nos ofrece información importante sobre:
  - Concentración inhibitoria mínima (CIM): Concentración del antimicrobiano capaz de inhibir la proliferación o el crecimiento de la cepa estudiada.
  - Concentración bactericida mínima (CBM): Concentración a la cual se provoca la muerte del microorganismo

  Estos elementos resultan muy útiles para dosificar los antimicrobianos. Alcanzar o superar la CIM es suficiente para tratar la mayoría de las infecciones. Llegar a la CBM solo sería justificado en aquellos casos de infecciones graves.

- **Resistencia:**

  Este aspecto ya fue ampliamente tratado (Ver Capítulo 2). No obstante es importante dejar bien esclarecido que no es lo mismo Resistencia que Sensibilidad.

  Cuando un agente patógeno puede multiplicarse en presencia de un antimicrobiano al que fue sensible anteriormente es porque ha sufrido alguna modificación o ha adquirido nuevas propiedades que le permiten resistir a su acción.

  Un microorganismo se considera insensible porque no posee el sitio diana que permite al antimicrobiano realizar su acción.

  Los patógenos resistentes no son más virulentos que los sensibles, pero resultan más difíciles de eliminar.

  En el medio hospitalario es donde más frecuentemente se desarrolla la resistencia y una de las causas más importantes ha sido la utilización de antimicrobianos de amplio espectro cuando uno de espectro reducido puede ser efectivo, o utilizar tratamientos innecesariamente largos o en dosis subterapéuticas.

- **Cinética del crecimiento:**

  Los microorganismos que se multiplican lentamente son menos sensibles a la acción de los antimicrobianos que los de multiplicación rápida.

  El ejemplo clásico es el Mycobacterium tuberculosis que se multiplica rápido en las cavernas, de forma intermitente en los focos caseosos y lentamente dentro de los macrófagos. Por ello, la eficacia del tratamiento va a depender de utilizar una combinación de drogas antimicrobianas capaces de tener actividad contra las tres poblaciones celulares, lo que no se ha podido lograr con la monoterapia.

2. FACTORES PROPIOS DEL ANTIMICROBIANO

La mayoría de los factores que se evalúan en este aspecto ya han sido descritos con anterioridad en esta obra (Ver Capítulo 1). No obstante, queremos abordar aquí otros que no son menos importantes y que merecen especial atención:

- **Tratamiento antimicrobiano empírico: Sí o No**
  La primera decisión que debe tomar el médico es la de determinar si la administración del antimicrobiano está indicada o no.
  De serlo, entonces debemos hacer la selección adecuada.
  Por supuesto, la mayoría de las veces no contamos con todos los elementos que hemos descrito para identificar el agente causal y nos vemos en la disyuntiva de imponer un tratamiento antimicrobiano de forma empírica, lo que en ningún modo significa que sea anticientífica.
  El tratamiento empírico está justificado cuando al momento de imponer el tratamiento se ignora el agente, ya sea porque no es posible hacer el estudio o no se tienen los resultados y el inicio del tratamiento no puede demorarse.
  Fuera de estas razones, es preferible esperar y comenzar el tratamiento específico una vez identificado el germen causal.

- **Efecto Post-antibiótico:**
  En diversas ocasiones, los antimicrobianos se administran de acuerdo a un régimen intermitente, de manera que se producen muchos períodos durante los cuales no hay antimicrobiano presente en los tejidos ni en los líquidos orgánicos y sin embargo la quimioterapia establecida continúa siendo eficaz.

  Eagle demostró este fenómeno hace muchos años cuando informó que muchos microorganismos Gram positivos no volvieron a proliferar durante varias horas después de exponerlos a la Penicilina, hecho este que hoy se conoce como Efecto Post Antibiótico. Es decir, que aunque no se erradiquen todos los microorganismos infectantes, estos no proliferan nuevamente durante varias horas después de la exposición a una concentración por encima de la CIM.
  Prácticamente todos los antimicrobianos muestran este efecto frente a microorganismos Gram positivos, pero solo algunos lo presentan frente a bacterias Gram negativas. Los Aminoglucósidos y las nuevas Quinolonas (Norfloxacino, Ofloxacina y Ciprofloxacina) muestran este efecto frente a gérmenes Gram positivos y negativos.

También se ha visto que en la fase de exposición post-antibiótica los microorganismos son más sensibles a la destrucción por los leucocitos.

- **Combinaciones de drogas antimicrobianas:**
  Lo ideal es usar un solo antimicrobiano siempre que sea posible. Salvo contadas excepciones en pacientes muy graves, las combinaciones de antimicrobianos no son más eficaces que el tratamiento con una sola droga.

  En aquellos casos donde se requiera la combinación de antimicrobianos hay que tener presente que la situación y la decisión médica puede complicarse seriamente.

  Es por eso que es importante conocer los posibles efectos de las combinaciones de antimicrobianos, por tratarse de un requisito indispensable a la hora de la indicación del tratamiento médico adecuado.

  Clásicamente se conocen cuatro grandes efectos de estas asociaciones antimicrobianas:

  a) **Sinergismo:** Este efecto aparece cuando se combinan dos antimicrobianos que actúan en forma y sitios diferentes de la célula bacteriana y cuyo resultado es la multiplicación de sus acciones. Ejemplo: Penicilinas y Aminoglucósidos.

  b) **Sumación y/o Adición:** Constituye la suma de la acción de un compuesto antimicrobiano con otro. Se produce cuando se utilizan antimicrobianos que poseen el mismo mecanismo de acción. Ejemplo: Penicilinas y Cefalosporinas.

  c) **Competencia:** Se manifiesta cuando se utilizan dos antimicrobianos cuyos mecanismos de acción son diferentes (bacteriostáticos con bactericidas), pero la acción de uno no ayuda al otro, ganando por competencia el bacteriostático sobre el bactericida. Ejemplo: Penicilinas y Tetraciclinas.
     Recordar que el efecto bactericida de un antimicrobiano se manifiesta en mayor grado frente a gérmenes con crecimiento rápido. Sí se asocia un Bacteriostático cuyo mecanismo de acción es reducir la multiplicación patógena, establecerá una competencia que afectará el efecto Bactericida del primero.

  d) **Antagonismo:** Cuando se combinan dos agentes antimicrobianos que proporcionan un efecto mucho menor que el que produciría (el agente, de ellos, más efectivo) sí se empleara sólo. Ejemplo: Cicloserina con Tetraciclinas o Cloranfenicol.

El uso frecuente de combinaciones o de antimicrobianos de amplio espectro cubre la imprecisión diagnóstica, ofrece una falsa sensación de seguridad y tiene las siguientes desventajas:

- Mayor costo del tratamiento
- Aumento de la tasa de superinfecciones
- Aumento de las bacterias resistentes a los antimicrobianos
- Aumento de las reacciones adversas debidas a las interacciones
- Aparición de antagonismos entre antimicrobianos.

- **Farmacocinética:**
  Conocer de los procesos de absorción, distribución, biotransformación y excreción de los antimicrobianos tiene mucho valor en el éxito del tratamiento.
  La vía de administración está en dependencia de la absorción y de la gravedad de la infección. En las infecciones severas se utiliza la vía parenteral: EV lenta o en infusión continua. En infecciones ligeras o moderadas se puede comenzar con la vía oral y si la absorción del medicamento por esta vía es óptima.
  No olvidar que en algunos casos la administración con alimentos reduce la biodisponibilidad oral como ocurre con las Tetraciclinas.
  La distribución hística de los antimicrobianos depende de muchos factores como liposolubilidad, unión a proteínas plasmáticas, perfusión del tejido u órgano donde está localizada la infección, etc.
  Los antimicrobianos con escasa unión a proteínas plasmáticas se distribuyen ampliamente, aunque hay excepciones como los Aminoglucósidos que, aunque se unen poco a las proteínas plasmáticas, su tamaño molecular hace que se reduzca su distribución en el organismo.
  La biotransformación puede ocurrir en el hígado (Fenicoles, Macrólidos, Nitroimidazoles, Lincosamidas), otros lo hacen en el riñón, en el intestino; algunos se convierten en metabolitos activos, mientras que otros se inactivan en este proceso.
  Su excreción puede ser a través del riñón exclusivamente (Cloranfenicol, Sulfonamidas, Nitrofurantoína y la Vancomicina) o por el riñón y la vía biliar (Betalactámicos, Aminoglucósidos, Quinolonas, Tetraciclinas, Lincosamidas y Rifamicinas), aunque esta última, en caso de obstrucción, reduce la eficacia del antimicrobiano.

- **Dosificación y duración del tratamiento:**
  Los errores más frecuentes en el tratamiento con antimicrobianos están relacionados con las dosis, los intervalos entre ellas, además de realizarse cambios antes de que transcurran 48h de haber comenzado la administración, sin tener justificación para hacerlo.

Las dosis no pueden determinarse en términos fijos, por eso se utilizan rangos de dosis. Es igualmente perjudicial el exceso que el defecto en la dosificación. Veamos qué ocurre en ambos casos:

- Si duplicamos la dosis o aumentamos la frecuencia de administración podemos acercarnos a niveles tóxicos que pueden resultar peligrosos, sobre todo si el antimicrobiano posee un estrecho margen de seguridad.
- Si administramos la mitad de la dosis o duplicamos los intervalos, el nivel sérico del medicamento se aleja de la CIM lo que puede provocar fracasos en el tratamiento y favorecer la resistencia bacteriana.

En cuanto a la duración del tratamiento, generalmente bastan de 3 a 5 días para observar el inicio del efecto beneficioso del antimicrobiano. Si al transcurrir el tiempo mínimo no hay respuesta adecuada, debe considerarse un cambio de antimicrobiano, previamente deben descartarse las causas posibles que entorpecen su acción.

Un tratamiento excesivamente prolongado incrementa la posibilidad de efectos adversos, la aparición de resistencia y los costos.

3. FACTORES DEPENDIENTES DEL HOSPEDERO

- **Localización de la infección:**

Generalmente, en los tejidos accesibles y bien perfundidos se obtienen concentraciones hísticas mayores y en los que son poco accesibles como ojo, huesos, meninges puede ser necesaria la instilación local, además de la administración sistémica.

El deterioro de la circulación o la isquemia pueden afectar la llegada de los antimicrobianos al foco de infección.

La inflamación meníngea puede incrementar las concentraciones del fármaco a este nivel.

- **Condiciones del foco:**

La presencia de pus, el medio ácido o hipóxico puede favorecer la inactivación de los antimicrobianos (Aminoglucósidos, Glicopéptidos), otros como las Tetraciclinas y la Nitrofurantoína son más activos en medio ácido.

Un cuerpo extraño (prótesis articular, válvulas cardíacas, sonda uretral permanente, litiasis biliar o renal) pueden interferir la acción antimicrobiana, pues los microorganismos se acumulan en su superficie y se cubren de una capa de glicocáliz que los protege de los leucocitos y del agente antimicrobiano.

CAUSAS COMUNES DE FRACASO DEL TRATAMIENTO ANTIMICROBIANO

1. DEL MICROORGANISMO:

   a) Desarrollo de resistencia
   b) Infección dual al principio (detectar y sólo tratar una)
   c) Superinfección
   d) Reporte erróneo de la susceptibilidad del microorganismo

2. DEL ANTIMICROBIANO:

   a) Selección inadecuada
   b) Vía de administración y dosis inadecuada
   c) Nivel en sangre y tejido inadecuado (por mala absorción, inactivación local, etc.)

3. DEL PACIENTE:
   a) Abscesos de pus no drenados
   b) Cuerpo extraño infectado o retenido
   c) Inmunodeficiencia

Con todos estos elementos es posible establecer una adecuada Política antimicrobiana institucional que permita asegurar un uso adecuado de estas drogas.

BIBLIOGRAFÍA

- Cabrera L. N., Peña M. M, Cires M. P, Acosta G. J. Comportamiento de la resistencia in vitro después de aplicar una política de antimicrobianos. Rev Cubana Hig Epidem. 1993; 31(2):100-108.
- García S.J. Criterios para la aplicación de una política de antibióticos en hospitales. Rev Cubana salud Pública 1991; 17 (2): 74-78.
- Murray P.R. Medical microbiology. 4ta ed. Ed. Mosby. Vol. 4: 195-395, 2002.
- Goodman and Bilman. Las bases farmacológicas de la terapéutica. Vol II 9 ed (2): 1996.
- Monthly. Over us antibiotic. Prescribing referentes. Ed. Sales-Sataff. 188-208, 2005.
- Jawetz E et al. Microbiología médica. 15ta ed. México, DF Ed. El Manual Moderno SA, 1996.
- Rudolph H. Antibacterial therapy. 20th ed. Ed. Appleton and Lange. 444, 1996.
- Llop H. A, Valdés-Dapena V. Ma. M. Microbiología y Parasitología médicas Ed. Ecimed. Tomo I. 81-99, 2001.
- Grupo MSD. Fármacos antibacterianos. Merck Sharp & Dohme de España. SA 2000 [INTERNET (http:jeffline.tju.edu/cuis/oac/antibiotics-guide/ /into.htlm)]
- MINSAP Centro para el desarrollo de la farmacoepidemiología. Formulario Nacional de Medicamentos. Cuba, 2003.

Capítulo 7

MANEJO ADECUADO DE ANTIMICROBIANOS

La elección del antimicribiano adecuado para el tratamiento de una infección es un problema diario a que se enfrenta el médico bien sea adquirida en la comunidad o nosocomial., el clínico debe conocer y valorar la interacción entre los tres factores que intervienen en el proceso infeccioso: microorganismo, paciente y fármaco. (Figura 1)

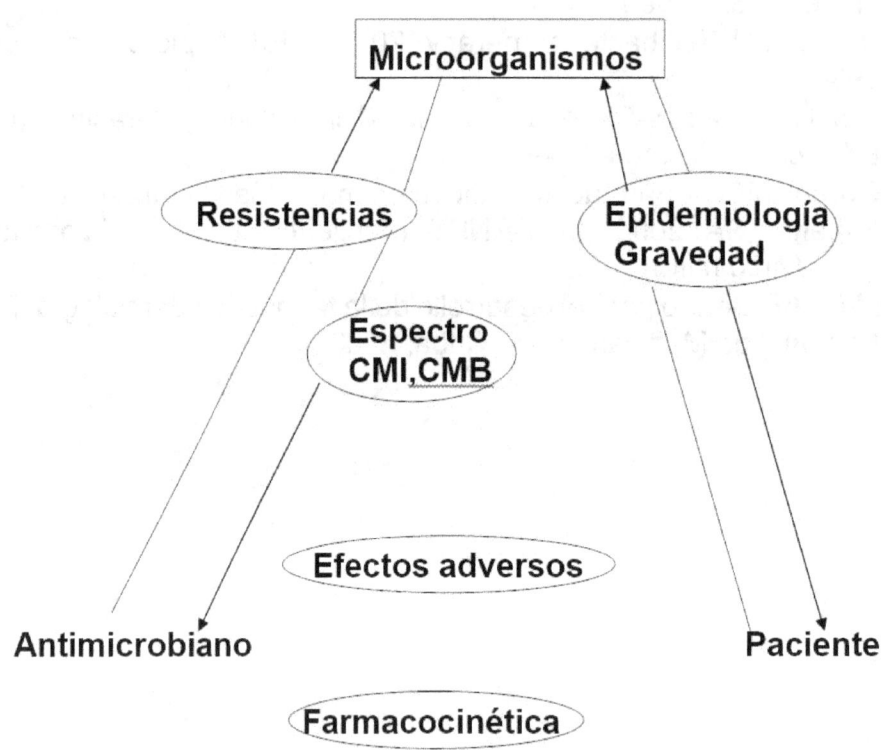

CMI: Concentración Inhibitoria Mínima
CMB: Concentración Bactericida Mínima

Figura 1: Relación entre los tres factores que intervienen en la infección.

La elección del tratamiento antibiótico no es fácil, en relación con la gran proliferación de antibióticos surgida en la ultima década, el cambio de los patrones de resistencia de los diferentes microorganismos y al diagnostico cada vez mas complejo de los procesos infecciosos. Lo cual hace difícil la elección de un tratamiento antibiótico empírico máxime si el paciente ha recibido tratamiento antibiótico previo. Esta problemática exige el cumplimiento de las políticas antibióticas fuera y dentro del hospital.

El clínico debe plantearse las siguientes interrogantes antes de elegir un tratamiento antibiótico empírico:

- ¿Presenta el paciente realmente una infección? ¿Está indicado un tratamiento antibiótico basado en los hallazgos clínicos? ¿ Es una situación urgente?
  Y aun siendo una infección, la etiología más frecuente de infecciones en las edades pediátricas son las virales.
- ¿Se han obtenido, examinado y cultivado muestras clínicas adecuadas?
- ¿Qué microorganismos tienen la probabilidad de ser los responsables de la infección? ¿Se conoce la microflora local?
  Habrá que valorar si la infección es comunitaria o nosocomial, la edad del paciente, el microorganismo más frecuente según la localización del foco., la utilización precia de antibióticos, el estado inmunológico del paciente. La valoración de un Gram de LCR en el caso de infección de sistema nervioso central.
- Si dispone de varios antibióticos para tratar el microorganismo ¿Cuál de ellos es el adecuado? ¿Se conoce el patrón de sensibilidad local y resistencia? ¿Existen protocolos de tratamiento antibiótico empírico?
  La elección del antibiótico adecuado va ha estar en relación con la sospecha etiológica y con los principales problemas infecciosos adquiridos en la comunidad o nosocomiales. La existencia de protocolos de tratamiento antibiótico empírico favorecerá la toma de decisiones y la uniformidad terapéutica.
  Valorar cinética y dinámica del antibiótico, concentraciones en plasma y foco de infección, efecto postantibiótico, unión a las proteínas, vida media sérica. Consideraciones económicas. Los profesionales cada vez más nos vemos obligados a utilizar antimicrobianos mas potentes, de amplio espectro y costos, en relación con el aumento de la resistencia bacteriana. Los costos de los fármacos antimicrobianos constituyen una parte importante del presupuesto de los hospitales. Esta problemática unido a la proliferación de las resistencias de los gérmenes hace imprescindible el cumplimiento de una política antibiótica y de las estrategias terapéuticas dentro del hospital de acuerdo a la situación del mismo.

- ¿Resulta adecuado una combinación de antibióticos?
  En enfermedades que pongan en peligro la vida del paciente se recomienda la utilización de antibióticos bactericidas y en principio de amplio espectro. El sinergismo ha demostrado ser útil en pacientes sépticos de etiología no conocida y en neutropénicos. Se deben evitar asociaciones no sinérgicas, que puedan favorecer el antagonismo entre los mismos y el fracaso terapéutico, así como la aparición de cepas resistentes.

Situaciones en que puede emplearse terapia combinada:
1. Tratamiento empírico de infecciones polimicrobianas, deben escogerse antimicrobianos diferentes con espectros diferentes que nos permitan ampliar la actividad frente a todos los microorganismos que pueden estar implicados, como sucede en los abscesos abdominales, hepáticos, cerebrales, etc.
2. tratamiento de las sepsis graves por agentes desconocidos.
3. Para lograr efecto sinérgico y/o disminuir la aparición de resistencias. Aumentar el efecto terapéutico de cada antimicrobiano, por si solo, al favorecer el efecto bactericida más rápido y completo que permite disminuir los días de tratamiento o disminuir la dosis de uno o ambos antimicrobianos, aunque el efecto terapéutico sea similar.
4. Para prevenir la inactivación enzimática de un antimicrobiano, haciendo sensibles, a los microorganismos productores de enzimas destructoras (betalactamasas).
5. Para disminuir las reacciones adversas del agente más efectivo.

- ¿Hay que tener en cuenta consideraciones específicas en relación a los factores del huésped?
- El estado inmunológico del huésped, así como su función renal y hepática, son factores importantes a considerar, circunstancias que deberían tenerse en cuenta a la hora de elegir antibióticos con toxicidad hepatorrenal. En situaciones donde las defensas del huésped están comprometidas, inmunosuprimidos, pacientes leucopénicos con fiebre, etc., esta bien establecida la administración de varios antibióticos en el tratamiento antimicrobiano empírico.
- ¿Cuál es la mejor vía de administración? ¿Cuál es la dosis adecuada?
  Se establecerá la dosis adecuada, manteniendo el intervalo entre los mismos de acuerdo a las propiedades farmacocinéticas de antibiótico. Es de gran utilidad la determinación de concentraciones séricas, con el fin de conseguir el mejor efecto terapéutico y disminuir los efectos tóxicos.
- ¿Será necesario una modificación en el tratamiento inicial después de los resultados bacteriológicos?
  A las 72 horas de instauración del tratamiento, se deberá realizar una reconsideración del tratamiento antimicrobiano empírico con relación a la evolución clínica y resultados bacteriológicos, debiendo orientarse el tratamiento de acuerdo a estos.
- ¿Cuál es la duración óptima del tratamiento? ¿Es probable que aparezcan resistencias y/o efectos tóxicos?
  La duración óptima del tratamiento antibiótico estará de acuerdo con el tipo de patología infecciosa, mecanismos de defensa del paciente, patología de base, así como sus posibles efectos tóxicos. La prolongación del tratamiento antibiótico de amplio espectro después de dos semanas va asociado a un riego de sobreinfección por hongos y aumento de la resistencia.

Razones que motivan el uso indiscriminado de antimicrobianos.

- Errores diagnósticos.

- Indicación inadecuada de profilaxis antibiótica

- Complacencia

- Considerar la resistencia y la virulencia como conceptos similares

Consecuencias de la resistencia antimicrobiana

- Aumento de la mortalidad por enfermedades infecciosas

- Incremento de la morbilidad critica.

- Aumento de los costos hospitalarios

- Amenaza con socavar la eficacia de los programas de atención de la salud.

Después del descubrimiento y de la amplia propagación del uso de las sulfonamidas y la penicilina a mediados del siglo XX, el período comprendido entre 1950 y 1970 fue la "edad de oro" de los descubrimientos de antimicrobianos. Fue posible tratar y curar muchas infecciones alguna vez graves y potencialmente mortales. Sin embargo, estos éxitos alentaron el uso excesivo e indebido de los antibióticos. En la actualidad, muchos microorganismos han adquirido resistencia a diferentes antimicrobianos y, en algunos casos, a casi todos. El conocimiento de los gérmenes más frecuentes en cada tipo de IRAM y sus patrones de sensibilidad nos ayudan a programar un uso racional de antibióticos empíricos.

Las bacterias resistentes pueden causar mayor morbilidad y muerte, particularmente de pacientes con enfermedades subyacentes graves o con inmunodeficiencia. La resistencia a los antimicrobianos es un problema para la comunidad y para los establecimientos de atención de salud, pero en los hospitales, la transmisión de bacterias se intensifica por causa de la alta vulnerabilidad de la población. La resistencia y su propagación entre las bacterias es generalmente el resultado de la presión selectiva ejercida por antibióticos. Las bacterias resistentes se transmiten de un paciente a otro y los factores de resistencia se trasladan de una bacteria a otra y ambas cosas ocurren con más frecuencia en los establecimientos de atención de salud. El uso continuo de antimicrobianos aumenta la presión de selección, que favorece el surgimiento, la multiplicación y la propagación de cepas resistentes. Son factores contribuyentes a ello el uso inapropiado e incontrolado de antimicrobianos, incluso la receta excesiva, la administración de dosis subóptimas, la poca duración del tratamiento y el diagnóstico equivocado conducen a la selección inapropiada de medicamentos. En los establecimientos de atención de salud, la propagación de microorganismos resistentes se facilita cuando no se observan prácticas óptimas de lavado de las manos, precauciones mediante colocación de barreras y limpieza de los equipos. Al surgimiento de resistencia también contribuye la administración de dosis insuficientes por la escasez de antibióticos, donde la falta de laboratorios de microbiología lleva a la receta empírica y donde la falta de otros agentes agrava el riesgo de fracaso terapéutico.

La importancia del mapa microbiano de cada unidad en específico es lo que orienta sobre la utilización de uno u otro antibiótico en dependencia de la sensibilidad demostrada por microbiología ya sea por su concentración inhibitoria mínima o por métodos de enfrentamiento cualitativo.

Al revisar la literatura internacional, la década de los 50 se conoce como "la era de los Staphyococcus", ya que hasta el momento habían sido susceptibles a la penicilina de manera uniforme, gradualmente comenzaron a desarrollar resistencia mediada por betalactamasas, especialmente el fagotipo 80-81. Este germen puede considerarse como paradigma del "patógeno de hospital". Su surgimiento coincidió con el uso cada vez más generalizado de antibióticos de amplio espectro. A comienzos de la década de los 60, la pandemia de estafilococos comenzó a disminuir relacionada con la introducción de nuevos antibióticos resistentes a betalactamasas que fueron eficaces contra los Staphyococcus. Estos gérmenes de resistencia múltiple son un ejemplo del antiguo adagio que dice que "los saprofitos de ayer son los patógenos de hoy;" actualmente es conocido como causa de infección relacionada con catéteres, prótesis vasculares, heridas quirúrgicas y bacteriemias. Aunque ninguna de las especies de estafilococos resistentes parece ser más virulenta que aquellas sensibles, el hecho de la multirresistencia entraña un gasto importante de medicamentos.

Estudios realizados manifiestan el incremento de este agente como germen importante en las sepsis y con gran repercusión en la resistencia de las cepas intrahospitalarias. Cada vez que se introduce un antimicrobiano, la resistencia se desarrolla. El hospital constituye el hábitat idóneo para los gérmenes patógenos cualquiera que sea su variedad, que cada día exponen una mayor resistencia a los antimicrobianos potentes. La utilización "intensiva "de antibióticos distorsiona gravemente la micro flora endógena del paciente y favorece la colonización y finalmente la infección con gérmenes multiresistentes.

La mayor frecuencia de microorganismos resistentes a los antimicrobianos que es motivo de profunda preocupación para la comunidad médica. Se produce cuando los trabajadores de salud se convierten en portadores transitorios al llevarlos en las manos.

Medidas de la OMS para contener la resistencia antimicrobiana

En la población y prescriptores de AMB

- Programas de educación a la población.

- Garantizar que las personas que prescriben antimicrobianos tengan acceso a la documentación autorizada sobre su prescripción.

En los Hospitales

- Crear Comités fármaco terapéuticos que puedan supervisar el uso de antibióticos
- Formular y actualizar periódicamente los Protocolos de Tratamiento AMB
- Garantizar la disponibilidad de servicios de laboratorio microbiológicos según tipo de hospital
- Promover y controlar las medidas de control y prevención ce la infección en el Hospital
- Lavado de manos
- Cumplir con las Medidas de aislamiento hospitalario

BIBLIOGRAFÍA

1. A. Caballero López. Terapia Intensiva;1ra ed. Editorial Ciencias Medicas, 2009; 1631-33.

2. Richard E. Beherman, MD. Antibióticos. En Manual de Pediatria de Nelson; 1ra ed. Ed. Interamericana, 2002; 813-817,884.

3. F. Ruza. Utilización Racional de Antibióticos. Bases Farmacológicas y Farmadinámicas. Rn Tratado de Cuidados Intensivos Pediátricos, 3ra ed. Ediciones Norma – Capital. 2003; 1586-94.

4. Nosocomial infections rates for interhospital comparison: limitations and possible solutions — A report from NNIS System. Infect Control Hosp Epidemiol. 2008; 10:123–45.

5. Caballero El, Cisnero JM, Luque R. Comparative Study of bacteriemias Cansed by Enterococcus spp. With and without high-level Resistance to Vancomicyn. J Clin Microbiol. 2007; 19(2): 39-42.

6. Dever LL. China C, Eng HK, Debnovan C, Johanson WG. Vancomicyn-Resitant Enterococcus in childrens in a Medical Center. Association with antibiotic usage.AJIC. 2008; 26(4): 40-6.

7. Brooks G, Butel J, Nicholas O. Microbiologia Médica de Jawet z J. Melnick J Y Adelberg E. Med. La Habana: ECIMED; 2006.

8. Rodney D, Costenton W. Biofilms: Survival mechanisms of clinically relevant microorganism. Clin Microbiol Rev.2007;1: 16-34.

9. Walsh C. Antibiotics that act on cell wall biosynthesis, In: Antibiotics actions, origins, resistance. Washington DC. Am Soc Microbiol. 2006; 20-41.

10. Estrada B. Meticillin –resistant staphylococcus in the Community. Infect Med. 2007;18 (13): 435-46.

11. Rogues AM, Dumartin C, Amadéo B, Venier AG, Marty N, Parneix P, Gachie JP. Relationship between rates of antimicrobial consumption and the incidence of antimicrobial resistance in Staphylococcus aureus and

Pseudomonas aeruginosa isolates from 47 French hospitals. Infect Control Hosp Epidemiol. 2007 Dec;28(12):1389-95.

12. Paterson DL. The role of antimicrobial management programs in optimizing antibiotic prescribing within hospitals. Clin Infect Dis 2006 Jan 15;42 Suppl 2:S90-S95.

13. Fica C A, Cabello M A, Juliet L C, Prado D P, Bavestrello F L. Intravenous antimicrobial use among different hospital in Chile during 2005 Rev Chilena Infectol. 2008 Dec; 25(6):419-27.

14. Beovic B, Kreft S, Seme K, Cizman M. The impact of total control of antibiotic prescribing by infectious disease specialist on antibiotic consumption and cost. J Chemother. 2009 Feb; 21(1):46-51.

Capítulo 8

ANTIMICROBIANOS EN LAS UNIDADES DE TERAPIA INTENSIVA PEDIÁTRICA

Una de las decisiones más usuales para el intensivista que maneja al paciente crítico ingresado es la elección del antimicrobiano adecuado para el tratamiento de una infección, bien sea adquirida en la comunidad o nosocomial.

Es conocido que, dependiendo del tipo de Unidad de Cuidados Intensivos Pediátricos (UTIP), sea polivalente o quirúrgica, la gravedad de los pacientes, patología de base, etc., más del 80% de los pacientes reciben uno o más antimicrobianos y hay autores que plantean que alrededor del 50% de estos tratamientos antimicrobianos impuestos son reconocidos, en valoraciones posteriores, que no estaban justificados en relación a la existencia de un proceso infeccioso bacteriano de base, sino que eran debido a otras causas de respuesta inflamatoria sistémica (SRIS) no infecciosa, fiebre central, tumoral, medicamentosa, situación de bajo gasto, etc.

Si en algún momento se hace difícil esta decisión es en este, donde la mayoría de las veces el intensivista tiene que enfrentarse no solo a los elementos planteados en los Capítulos precedentes, sino también a los derivados del diagnóstico cada vez más complejo de los procesos infecciosos, sobre todo en el paciente ingresado en el hospital con sospecha de infección nosocomial y patología severa de base, en ocasiones crónica, sometido a procedimientos diagnósticos y terapéuticos invasivos y que, la mayoría de las veces, ya ha recibido varios antimicrobianos previamente.

A esto se suma que, también la mayoría de las veces, el tratamiento antimicrobiano a escoger tiene que ser empírico, pues la gravedad del cuadro presente no permite esperar resultados confirmativos más específicos. Surge entonces el dilema nacido de la duda y la difícil elección. Hacer frente a esta situación exige el cumplimiento de una política de antibióticos dentro del hospital, con la aceptación de medidas previamente consensuadas, donde el colectivo del servicio diseñe las estrategias de acuerdo a la situación particular de cada hospital.

ELEMENTOS PROPIOS DE LA INFECCION NOSOCOMIAL EN LOS NIÑOS:

1. Su gravedad está en relación no solamente con el microorganismo patógeno, sino también con la edad, en relación con su peor respuesta inmunológica.
2. Los patógenos intrahospitalarios predominantes son los aerobios Gram positivos.
3. La infección nosocomial más frecuente es la bacteriemia relacionada con catéter, seguida de la infección respiratoria y, por último, la infección del tracto urinario.
4. Existe mayor riesgo de bacteriemia y elevadas tasas de mortalidad con las localizaciones infecciosas secundarias (meningitis).

ELEMENTOS A CONSIDERAR PARA EL TRATAMIENTO ANTIMICROBIANO EMPIRICO:

Para establecer un tratamiento antimicrobiano empírico deben tenerse en cuenta las siguientes circunstancias:

- Localización del proceso infeccioso.
- Ecología bacteriana.
- Patrones de resistencia en la unidad de Cuidados Intensivos.
- Gravedad de la enfermedad de base.
- Estado inmunológico del paciente.
- Utilización previa de antimicrobianos.
- Suficiencia del funcionamiento de órganos y sistemas.
- Posibles interacciones con otras drogas.
- Estadía hospitalaria.
- Situaciones especiales (existencia de prótesis, cateterismos, procederes agresivos, etc.)

DEFINICIONES:

a) **Flebitis:**
Presencia de signos inflamatorios de múltiples causas en o alrededor del sitio de inserción del dispositivo intravascular.

b) **Infección relacionada con el catéter:**
Presencia de microorganismos en algún segmento del catéter (determinado por métodos cuantitativos o semicuantitativos).

c) **Bacteriemia relacionada con el catéter:**
Presencia del mismo microorganismos en un segmento del catéter y en el hemocultivo.

d) **Sepsis relacionada con el catéter:**
Presencia del mismo germen en el catéter y en el hemocultivo asociado, además, a signos de respuesta inflamatoria sistémica.

EVALUACIÓN DE FACTORES DE RIESGO:

- Edad extrema de la vida (Recién nacido)
- Alteraciones de los mecanismos de defensa (inmunodeficiencia)
- Severidad de la enfermedad subyacente
- Focos de infección variados
- Colonización por Estafilococos
- Estadía hospitalaria mayor de 14 días (modificación de la flora)
- Alimentación parenteral
- Tipo de catéter
- Lugar de inserción del catéter:
    - Femoral (zona de muy fácil contaminación)
    - Antecubitales (zona de preferencia)
    - Yugular o subclavia
- Técnica de inserción
- Duración del cateterismo (no más de 7-8 días habitualmente)
- Inserción de urgencia (violación justificada de las normas de asepsia y antisepsia)
- Dilución y velocidad de infusión de los medicamentos.
- Cuidados del catéter.

AGENTES ETIOLÓGICOS MÁS FRECUENTES:

- En infecciones locales:
    - Gérmenes Gram positivos afectan en un 51%
    - Gérmenes Gram negativos afectan en un 41%
    - Gérmenes mixtos afectan en un 30%

- Hongos afectan en un 2%

- En infecciones sistémicas:
  - Gérmenes Gram positivos afectan en un 63%
  - Gérmenes Gram negativos afectan en un 28%
  - Gérmenes mixtos afectan en un 12%
  - Hongos afectan en un 6%

VIGILANCIA DE LA INFECCIÓN POR CATÉTER:

a) Realización de Cultivos de piel:
  - Antes de la inserción
  - Durante la inserción
  - Después de la inserción
b) Realización de cultivos del catéter y de la sangre del paciente:
  - Del tapón
  - Del acople exterior
  - Hemocultivo de sangre
  - Gram de la punta del catéter
c) Inspección activa del sitio de inserción en búsqueda de signos de infección

COMPLICACIONES:

1) LOCALES:
  - Derrame pleural y Empiema
  - Neumatoceles
  - Neumotórax
  - Atelectasias
  - Edema pulmonar
  - Fístulas broncopleurales
  - Absceso pulmonar

2) SISTÉMICAS:
  - Infección extrapulmonar a partir del foco Neumónico (Miocarditis, Meningoencefalitis, etc.)
  - Sepsis y/o Sepsis severa
  - Shock séptico

FACTORES A EVALUAR EN LA NEUMONÍA INTRAHOSPITALARIA PARA INICIAR TRATAMIENTO ANTIMICROBIANO:

- Lugar donde fue adquirida:
  - Servicio abierto de hospitalización o en la propia UTIP

- Afecciones previas del paciente:
  - No infeccioso o Infeccioso (respiratoria o no respiratoria)
- Enfermedad de base:
  - Cardiopatía congénita
  - Asma Bronquial
  - Enfermedades neurológicas
  - Afecciones hematológicas
  - Inmunosupresión
- Uso de antimicrobianos previos.
- Estadía hospitalaria
- Procederes invasivos utilizados:
  - Ventilación mecánica
  - Sondaje nasogástrico
  - Abordajes venosos
  - Intervenciones quirúrgicas
- Mapa microbiano.
- Estudios microbiológicos del paciente

Meningitis sin evidencia de patógeno bacteriano detectable en LCR por las técnicas de laboratorio habituales. Se describió, inicialmente, como un síndrome agudo con signos compatibles con meningitis, pleocitosis, ausencia de bacterias en los cultivos de LCR y una evolución relativamente corta y benigna. Generalmente es de etiología viral, probablemente causada por enterovirus, adenovirus o virus herpes. Hoy en día, abarca un amplio espectro de etiologías infecciosas (virus, micobacterias, hongos) y no infecciosas (enfermedades malignas, colagenopatías, traumatismos, toxinas directas, intoxicaciones, fármacos, enfermedades autoinmunes, y otras).

Meningitis parcialmente tratada:

Es el término que quizás haya ocasionado mayor confusión al momento de definir la meningitis bacteriana. Normalmente se utiliza para describir una infección del sistema nervioso central, en pacientes que han recibido antibióticos por vía oral, previo al momento del diagnóstico.

En este caso, muchos autores piensan que la administración de antibióticos puede producir modificaciones en los valores del estudio citoquímico del líquido cefalorraquídeo de pacientes con signos o síntomas de meningitis, y que estos cambios pueden dificultar la adecuada interpretación del mismo, ya que el clínico puede suponer que la ausencia de las alteraciones clásicas de meningitis bacteriana en el citoquímico, es debida a la recepción previa de los antibacterianos y no al hecho que la meningitis pueda ser de otra etiología. A tal efecto hay que aclarar que la recepción previa de antibióticos sólo puede alterar el Gram. o el resultado del cultivo, pero nunca ocasionar modificaciones del citoquímico.

Otro aspecto importante a considerar es que muy pocos antibióticos administrados por vía oral logran penetrar adecuadamente al sistema nervioso central y, por ende, esterilizar el LCR. En este sentido habría que determinar con exactitud cuál antibiótico ha recibido el paciente para saber si el mismo ha sido o no capaz de esterilizar el líquido cefalorraquídeo, solo con el propósito de entender que el patógeno no haya podido ser identificado en el Gram. o aislado en el cultivo y no para explicar hallazgos en el citoquímico que no sean compatibles con meningitis bacteriana. Por último, si el término fuese adecuado en esencia, los pacientes solo deberían completar los días de terapia específica que falten desde el momento en que se hace el diagnóstico y no recibir el ciclo completo de antibióticos como siempre sucede.

En definitiva este término solo debe usarse para referirse a aquellos casos en los cuales se sospecha meningitis bacteriana, pero que presentan cultivos estériles, posiblemente como resultado de antibioticoterapia previamente recibida; pero en ningún caso debe orientar la conducta terapéutica a ser utilizada.

Meningitis bacteriana linfocitaria:

La gran mayoría de los pacientes con meningitis bacteriana presentan hallazgos típicos en el citoquímico del líquido cefalorraquídeo que permiten identificar con bastante certeza la etiología del proceso. Entre estos hallazgos está el aumento importante de las células a nivel del LCR, generalmente a expensas de los polimorfonucleares. Sin embargo, existen algunos casos en los cuales se produce la elevación del conteo celular (en ocasiones no tan intenso) pero a expensas de los linfocitos o monocitos; y sin embargo, estamos en presencia de una meningitis bacteriana y no de una meningitis viral, como sería lógico suponer. En estos casos, es de ayuda para el diagnóstico la elevación de las proteínas y el descenso de la glucosa en el LCR. Puede verse en infecciones por Salmonella, Listeria Monocytogenes, Haemophilus Influenzae tipo b y Streptococcus Pneumoniae, entre otros.

ETIOLOGÍA:

El 80% de las MEB son causadas por los siguientes patógenos:

- Haemophilus Influenza tipo b
- Neisseria Meningitidis
- Streptococcus Pneumoniae

TRATAMIENTO:

El tratamiento de la MEB se inicia inmediatamente después de una punción lumbar (PL) diagnóstica o en aquellos casos con fuerte sospecha y que están severamente afectados (donde está contraindicada la PL).

Para ello, deben escogerse antimicrobianos con efectividad probada contra los agentes etiológicos más frecuentes, en dosis adecuadas y esquemas de administración correctos, con el objeto de lograr una actividad bactericida que permita erradicar la bacteria del LCR.

En la selección del antimicrobiano más adecuado, deben necesariamente ser tomados en consideración varios aspectos:

a) El conocimiento de las características farmacocinéticas y farmacodinámicas de los antibióticos a ser utilizados.
b) La edad del paciente.
c) La epidemiología de la zona en la que se encuentra.
d) Los patrones de resistencia bacteriana locales.
e) La utilidad que pueden tener algunos exámenes paraclínicos para orientar la terapéutica a ser utilizada

BIBLIOGRAFÍA

- Seidel S James, Knapp F Jane. Editors. American Academy of Pediatrics. Childhood Emergencias in the Office, Hospital and Community. Organizing Systems of care. 2da edición. EEUU, 2000.
- Rogers C Mark, Helfaer A Mark. Handbook of Pediatric Intensive Care. 3era edición. Ed. Lippincott Williams & Wilkins. EEUU, 1999.
- Roa Bernal Jaime A. editor. Emergencias y Urgencias en Pediatría. Secretaría de salud Pública Municipal, Alcaldía de Santiago de Cali – Colombia, 1996.
- Barkin Roger M, Rosen P. Urgencias Pediátricas. Guía para el tratamiento ambulatorio. 5ta edición. Ed. Harcourt-Mosby.Madrid, España, 2000.
- Jacqz-Aigrain Evelyn, Choonara Imti. Paediatric Clinical Pharmacology. Ed. Taylor & Francis. New York, EEUU, 2006.
- Colectivo de autores. Guías de práctica clínica Terapia Intensiva Pediátrica. Tomo I y II. Editora Política. La Habana 2001.
- Riverón Quintana A, Martínez M, Rosas B. Pautas de Manejo de la Meningitis bacteriana en niños. Archivos Venezolanos de Puericultura y pediatría. 2003; 66(3):10-52.
- Meli D, Christen S, Leib S, Taüber M. Current concepts in the pathogenesis of meningitis caused by Streptococcus Pneumoniae. Curr Opin Infect Dis 2002;15:253-257.
- Chowdhury M, Tunkel A. Antibacterial Agents in infections of the Central Nervous System. Infect Dis Clin North Am 2000;14(2):391-408.
- Ruiz López M.J, Casado Flores J. Urgencias vitales en pediatría. Rev Española pediatría 1993;39:227-288.
- Casado Flores J, Marín Barba C. Urgencias pediátricas. Realidades y retos. Rev Española Pediatría 2000; 53(1):39-61.
- George K Siberry, Robert Iannone. The Harriet lane Handbook. 15ta edición. Ed. Mosby. 2000.
- Task Force of the American Collage care Medicine Society of Critical care Medicine. Crit Care Med 1999; 27:39-66.
- American Academy of Pediatrics. Pediatric Clinical Practice Guidelines & Policies. A compendium of Evidence-based research of Pediatric Practice, 5th edition, 2005.